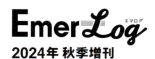

2024年 秋季増刊

実践的なマニュアルづくりに活かす×
南海トラフ地震にも備える

変わりゆく災害時医療まるごとブック

[編著] 阿南 英明
地方独立行政法人
神奈川県立病院機構 理事長

ダウンロード
アクションカードの
ダウンロード資料
付き

能登半島地震・
コロナ禍の
現場の声を反映

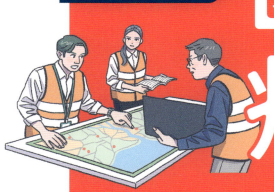

はじめに

　ナース諸君！　災害時の医療の準備はできていますか？

　こんなこと突然言われても……返事に困るかもしれませんね。言うまでもなく、日本は先進国の中でも特に自然災害が多発する特性を有していて、毎年のように地震や水害が起きています。医療界において、なぜ「災害対応」が注目されるのか？　なぜEmer-Logで災害の増刊号を発刊するのでしょうか。日常と異なる事象である災害の発生は、健康維持に欠かせない医療、保健、福祉サービスを止めてしまうからです。そうした意味では、2020年から拡大した新型コロナウイルス感染症（COVID-19）も災害であったといえます。1995年に発生した阪神淡路大震災の教訓や海外支援活動の経験をさまざまに生かして作り上げてきた災害医療の体系ですが、2011年の東日本大震災や2016年の熊本地震、毎年のように発生する台風や水害の対応から得た教訓を生かしてどんどん改変を重ねられてきました。そして2024年1月1日に発生した能登半島地震においても、長年において、医療、保健、そして福祉の業界において積み上げてきた災害対応のノウハウを活かして全国の看護師や医療従事者が、支援活動を実施してきました。しかし、高齢化が世界最速で進み、人口の都市部集中が加速して地方部での過疎化が極端に進む日本の縮図のような課題が見え隠れしています。将来へ向けて、新たな視点で見直していかねばならないことが多々あるように思います。

　2024年8月8日には初めて、南海トラフ地震臨時情報（巨大地震注意）が出されて心配された方も多いことでしょう。この増刊号では、COVID-19や能登半島地震の現場で起きていたこと、困っていたことなどのリアルを記載しました。現場や被災地で医療に従事するナースは、災害による「被災者」でもあります。彼ら彼女らは日常から社会構造の変化に翻弄されながら頑張っている仲間であり他人ごとではありませんよね。いつか自分がさまざまな立場で災害と向き合わなくてはならなくなる状況を想像して、準備をしてみましょう。自分が支援する立場になったとしても、支援を受ける立場になったとしても、共通の思いを胸にしっかりと持って臨める医療人でありたいものです。これって、災害に限らず私たち医療人が、「いつでもどこでも困っている人がいたら目を背けずに果敢に挑んでいく」プライドそのものですから。

阿南英明

地方独立行政法人 神奈川県立病院機構 理事長

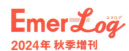
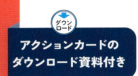
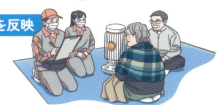

2024年 秋季増刊

実践的なマニュアルづくりに活かす ✕ 南海トラフ地震にも備える

変わりゆく災害時医療まるごとブック

能登半島地震・コロナ禍の現場の声を反映

アクションカードのダウンロード資料付き

CONTENTS

| 3 | はじめに |
| 6 | 執筆者一覧 |

1章 知っておくべき基本知識と最新動向

| 8 | ① われわれにとって災害時医療とは何か　どのような事象を災害時医療として対処するのか |
| 13 | ② 看護師が知っておきたい外部支援の仕組み・制度の最新動向 |

2章 災害発生時の支援者・受援者の対応法 〜能登半島地震・コロナ禍の教訓を活かす〜

24	① 支援者／受援者としての心構え
32	② 病院での対応
43	③ 避難所での対応
51	④ 診療所における災害支援活動の実際
58	⑤ 在宅看護での対応
66	⑥ 高齢者施設での対応
75	⑦ 健康危機管理の現場におけるリスクコミュニケーション

83	⑧	メンタルヘルスケア
90	⑨	災害対応に関わる看護師のための いざ！ というときすぐに役立つコラム① DICT が教える避難所での感染対策
98	⑩	災害対応に関わる看護師のための いざ！ というときすぐに役立つコラム② どのように人的支援を受けるのか どのように支援をするのか
104	⑪	災害対応に関わる看護師のための いざ！ というときすぐに役立つコラム③ 支援者への寝床の提供の際の注意点やポイント

3章 準備期に行う体制整備・自施設で確認しておくべきこと

アクションカードのダウンロード資料つき！

110	①	準備期に行うべき体制整備とは 看護師として自施設で確認しておくべきこととは
120	②	施設の災害対応マニュアル・BCP 見直しのためのチェックリスト
133	③	アクションカード作成の際の考え方とひな形
141	④	実践的な防災訓練実施のためのポイント

4章 支援者が語る 被災地で起きていたこと

148	①	コロナでの施設支援
154	②	豪雨災害での支援
160	③	能登半島地震での病院支援
166	④	能登半島地震での避難所での支援

| 171 | 資料ダウンロード方法 |
| 172 | 索引 |

Emer-Log 2024年 秋季増刊

執筆者一覧（掲載順）

編著		阿南英明	地方独立行政法人 神奈川県立病院機構 理事長

章		氏名	所属
1章	1	阿南英明	地方独立行政法人 神奈川県立病院機構 理事長
	2	髙村ゆ希	東京医科歯科大学病院 周産女性診療科 副看護師長
2章	1	千島佳也子	DMAT 事務局
	2	高橋礼子	愛知医科大学 災害医療研究センター 講師
	3	髙寺由美子	前橋赤十字病院 看護部 看護師長
	4	秋冨慎司	日本医師会 総合政策研究機構 主任研究員／ 東北大学 災害科学国際研究所 客員教授
	5	小早川義貴	DMAT 事務局・福島復興支援室
	6	若井聡智	DMAT 事務局
	7	蝦名玲子	株式会社グローバルヘルスコミュニケーションズ 代表取締役／ 京都大学大学院 医学研究科 健康情報学分野 非常勤講師・研究員
	8	池田美樹	桜美林大学 リベラルアーツ学群 准教授
		河嶌 譲	半蔵門のびすこどもクリニック 副院長
	9	菅原えりさ	東京医療保健大学大学院 医療保健学研究科 感染制御学 教授
	10	梶山和美	北里大学病院 看護部 災害医療対策室 看護師長／災害看護専門看護師
	11	小賀坂奈美	福島県立医科大学附属病院 災害医療高度救命救急センター HCU・ 救急外来 副看護師長
3章	1	江津 繁	埼玉病院 看護師長
	2	中島 康	東京都立広尾病院 減災対策支援センター 部長
	3	小原澄子	済生会横浜市東部病院 副看護部長
		山崎元靖	神奈川県健康医療局 医務担当部長
	4	澤畑良一	藤沢市民病院 臨床検査室
4章	1	黒木利恵	神奈川県立循環器呼吸器病センター 看護局 主任看護師／ 感染管理認定看護師
	2	奥山 学	秋田大学大学院 医学系研究科 救急・集中治療医学講座 准教授
		山平大介	秋田大学医学部附属病院 高度救命救急センター
	3	佐藤めぐみ	福島県立医科大学附属病院 手術部 主任看護師 技師
		小針健大	福島県立医科大学附属病院 災害医療部
	4	恩部陽弥	鳥取大学医学部附属病院 CCU・看護師特定行為支援室／ クリティカルケア認定看護師

1章

知っておくべき基本知識と最新動向

① われわれにとって災害時医療とは何か どのような事象を災害時医療として対処するのか

はじめに

　地震災害は誰しもイメージしやすいが、新型コロナウイルス感染症（COVID-19）の対応でも、災害派遣医療チーム（Disaster Medical Assistance Team：DMAT）の活動をはじめとして、さまざまな医療支援が行われたことは皆さんも記憶にあるだろう。そもそも、どんなときに「災害時医療」のスイッチが入り、皆さんの活動が日々の医療・看護業務と変わるのだろうか？

　いくつかの Q & A の形式で読み解いてみよう。

Q1 DMAT やさまざまな医療支援チームが出動している事象って何？

A1 地震に限らず、新興再興感染症のアウトブレイク事案も含めて、多くの人が困っている事象が生じた際に医療支援活動を行っている。

　2020 年 2 月にダイヤモンド・プリンセス号の中で COVID-19 のアウトブレイクが発生し、DMAT が医療搬送調整を行い 769 名の患者らが各地の感染症指定医療機関へ搬送された。日本医師会災害医療チーム（Japan Medical Association Team：JMAT）ほか、さまざまな医療関係者もクルーズ船内の医療支援に駆け付けた。さらにその後、市中への感染拡大によって 3 年以上に渡り日常とは異なる体制で医療が行われ、都道府県や市などの行政機関内で DMAT が中心になって入院可能な病床探しなどの調整業務を行った。また、介護保険施設（高齢者施設など）でクラスターと呼ばれる感染拡大が生じた際に、DMAT が施設内の感染管理指導や施設従業員の支援にも従事した。

　こうした COVID-19 流行期間中も、台風による水害によって孤立した施設の入所者を搬送する

8　Emer-Log 2024年 秋季増刊

などの支援活動も実施されていた。2024年1月には令和6年能登半島地震が発生し、能登地域の基幹病院を含めほぼすべての医療機関が被災し、医療継続に多大な支障をきたし、DMAT、JMAT、災害派遣精神医療チーム（Disaster Psychiatric Assistance Team；DPAT）、日本赤十字社の救護班、災害時感染制御支援チーム（Disaster Infection Control Team；DICT）、災害支援ナースなどの看護師派遣など、さまざまな支援活動が行われてきた。

このように、地震に限らず、新興再興感染症のアウトブレイク事案も含めて、多くの人が困っている事象が生じた際に医療支援活動を行っている。

このような事象に対して、「日常とは異なる手順や運用をしながら、外部からの人的支援や資機材の支援を活用して医療を継続するように努めること」が「災害（時）医療」といえるのだろう。

コラム　DMATによる新興感染症対応

日本DMAT活動要領[1]に、「DMAT活動」として「都道府県の要請に基づき、感染症の専門家とともに、都道府県の患者受け入れを調整する機能を有する組織・部門での入院調整やクラスターが発生した介護施設などの感染制御や業務継続の支援等を行うこと」が記載された。これは2024年度に改正された医療法・感染症法を根拠とした支援活動である。

Q2 そもそも災害時医療の対象になる事柄とはどんなもの？

A2　「道路の寸断や社会システムも停止して日常運用が困難な事態に陥る事態」と「通常の社会構造が維持されているが短時間に多数の傷病者が発生する事態」がある 表1 。

表1　災害時医療の対象になる事柄

①道路の寸断や社会システムも停止して日常運用が困難な事態に陥る事態
　　例：自然災害（地震・津波災害、台風、水害、火山噴火）
②通常の社会構造が維持されているが短時間に多数の傷病者が発生する事態
　　例：事故災害（高速道路上の多重事故、航空機事故、電車脱線事故）
　　　　CBRNE/NBC災害（COVID-19のような新興感染症を含む）

● 自然災害

地震、津波、台風、水害など自然気象に伴う災害で、日本では最も馴染み深い。平成23年（2011年）東北地方太平洋沖地震（東日本大震災）や令和6年（2024年）能登半島地震において、沿岸部の地震では津波の被害も発生し、今後発生が予想されている南海トラフ地震でも高い津波による

甚大な被害が想定されている。また、近年の異常気象を反映してか、台風の大型化や走行の変化、線状降水帯の形成による水害の発生はほぼ毎年のごとく頻繁になっている。

こうした事態では、停電や断水、通信途絶に加え、道路の寸断も生じ、医薬品や医療資機材の流通も停止することがある。周囲の状況がわからず、助けを求めることも困難な状況で、被災地域の医療従事者は大変な不安に襲われながらも、医療者としての使命感で頑張っていることだろう。こうした被災地で仲間を助け、患者を救うために医療支援は行われる。本書においても、能登半島地震や2023年7月の秋田豪雨災害を取り上げており、現地のリアルを学ぶことに役立つため、ぜひ目を通していただきたい。

また、2014年の御嶽山噴火や2018年の草津白根山噴火でも、死傷者が多数発生している。改めて日本は火山国であることを思い出させる出来事である。今後予想される浅間山や富士山の噴火では首都圏の生活に甚大な影響を及ぼしかねない事態も生じうるので、忘れてはいけない。

● 大規模事故・災害：多数傷病事案

文明の進化はさまざまな社会インフラを高度化させ、自動車、鉄道、航空機など高速かつ大量の移動手段が生活を支えているが、一定の確率で事故は発生する。高速道路での多重事故や鉄道事故でも、医療チームは現場に出動している。2012年の関越自動車道高速バス居眠り運転事故、2019年に京浜急行と貨物自動車が踏切で衝突して起きた脱線事故や、2024年3月の上信越自動車道における多重事故などでも、DMATなどの医療チームが現場に出動している。2024年1月2日には能登半島地震支援の海上保安庁機と民間旅客機の間で起きた羽田空港地上衝突事故（幸い民間機の死者や重症者はなかったが、5名の海上保安庁職員が亡くなった）が発生し、協定に基づいて日本赤十字社の救護班が現地に出動している。

このような事態では、急激に多数の傷病者が発生するので、日常的な救急車搬送や病院の受け入れでは対応できず、現地でのトリアージ、応急救護、受け入れ医療機関の連絡と搬送調整などの必要性が高まる。

● CBRNE/NBC 災害

CBRNEとは、化学剤（chemical）、生物剤（biological）、放射線（radiological）／核（nuclear）、爆発物（explosive）を総称したものである。これら人体に有害な原因物質がもたらす災害を「CBRNE災害」と総称しているが、悪意ある犯罪者によるテロ行為として行われた場合には、CBRNEテロと呼ぶこともある。以前は「NBC災害」と呼んでいたが、テロの場合に爆発物がよく使用されることから"E"が加えられた。

少々物騒な話ではあるが、日本では1995年に長野県松本市と東京都23区内でサリンという化学剤が散布されて数千人の被害者を出した事件を経験しているし、COVID-19は生物（B）災害の一面を有している。2011年の東日本大震災では福島第一原子力発電所事故による放射性物質の拡散で多くの人々が避難し、DMATを中心に災害医療支援が実施された。

> **コラム**　「救急」と「災害」
>
> 「災害時医療」と「救急医療」など、イメージが重なる用語があるが、図1のように理解してみるとよい。災害時の医療は優先的な対応を選択しながら体制や診療内容に変更を加えつつ継続する。その一部に、けがをしたり、体調を悪くしたりする患者が多数救急受診する「多数傷病者対応」が含まれる。そして多数傷病者事案の一部に、COVID-19 を含めた CBRNE 災害がある。

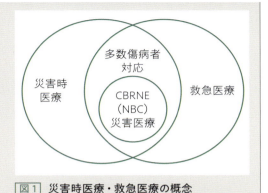

図1　災害時医療・救急医療の概念

Q3　最近耳にする「健康危機管理」という言葉。「災害時医療」とどんな関係がある？

A3　「健康危機管理」とは、人々の健康維持が困難になるような「有事」に即対応する準備や体制構築を行うこと。「災害時医療」は、その健康危機管理の一環である。

　人々の健康維持が困難になるような「有事」に対して、即座に対応できるような準備や体制構築を行うことを「健康危機管理」という。では、具体的に「有事」とは何かといえば、食中毒、空気や水質汚染のような公害に加えて、地震や風水害などの自然災害、大規模事故災害に伴う多数傷病者事案、CBRNE によるテロ災害、そして COVID-19 のアウトブレイクのような新興再興感染症の流行などを指す。まさに、災害時医療は健康危機管理の一環だといえるだろう。

　実際の対処では、救急部門でリーダーの指示により、人員や資機材を増やし、配置を換えて対応すること以外に、さまざまな診療科や関係機関、行政機関など内部・外部の機関の協力は欠かせない。日常の運営方法では対処できない、または日常の対処法ではよい結果を得られないときに、組織や運用を変更して対処することになる。だから、災害時マニュアルには、真っ先にすべきこととして、「本部立ち上げ」と書いてあるのだ。次々に新たな情報が共有されて、適切に新たな指示が出される組織が再構築されていく。

　健康危機管理においても、災害時医療においても、入院患者、通院患者、高齢で在宅診療を続けている人、日常を営むあらゆる人々の健康を維持するために、医療が途絶えないように多くの関係者が一丸となってあらゆる手立てを講じることになる。これが災害時医療を含む健康危機管理なのだ。

コラム 「災害医療」？「災害時医療」？

　災害時の医療では、救急医療のイメージが強い。確かに多くの災害事案では多数の傷病者が発生して、救急外来に患者が搬送されてくる。創成期の DMAT 隊員の多くは、救急科医師や救急部門配属の看護師であった。しかし、災害時に必要な医療は救急だけではない。各診療科の入院患者の対応は継続しなくてはならないし、人手不足なら皆で助け合わなくてはならない。だから本書では「災害医療」ではなく、「災害時医療」と表現している。基本的には、災害が発生したからといって放棄してよい医療などない。

［引用・参考文献］
1）　厚生労働省. 日本 DMAT 活動要領. 令和 6 年 3 月 29 日改正. http://www.dmat.jp/dmat/katsudouyoryo20240401.pdf（accessed 2024-05-27）

（阿南英明）

②

看護師が知っておきたい外部支援の仕組み・制度の最新動向

はじめに

　災害が発生し保健医療支援が必要とされる場合には、看護師を伴うさまざまな医療チームが被災地を中心に支援活動を展開する。その最たるものとして災害派遣医療チーム（Disaster Medical Assistance Team；DMAT）を思い浮かべる方も多いのではないだろうか。しかしDMAT以外にも、災害時に看護師が活動する場、看護師の役割が必要とされる場は、数多く存在する。

　ここでは一部ではあるが、災害時に看護師が外部支援として活動できる仕組みや体制を概観する。なお今後、各々が災害支援に携わるための情報収集先として、医療チームなどの詳細な活動にアクセスできるよう可能な限り記しているので参考にしてほしい。

＊なお、文中のURLは、2024年5月時点のものである。

国内災害での支援活動

災害派遣医療チーム（DMAT）

● **実施主体**：厚生労働省により2005年にDMATが創設された[1]。
● **概要**：大地震および航空機・列車事故などの災害時や、新興感染症などのまん延時に、地域において必要な医療提供体制を災害発生直後の急性期（おおむね48時間以内）から機動性をもって支援することができる、厚生労働省の認めた専門的な研修・訓練を受けたチームである。
● **構成**：1隊の構成は、医師1名、看護師2名、業務調整員1名の4名が基本となる少人数のチームであるが、被災地では集合したチームが組織的に活動することになる。
● **体制など**：DMATは厚生労働省または都道府県に指定された災害拠点病院などが指定医療機関となり、それぞれの医療機関にDMAT登録者が所属する体制となっている。よってDMAT隊

Emer-Log 2024年 秋季増刊　13

員になるには、指定医療機関に所属している必要がある。加えて、それぞれの施設において DMAT 隊員の選出方法や取り決めが異なるため、隊員になることを希望する際は、まず所属長などに自施設の体制がどのようになっているのかを確認する必要がある。

● **アクセス先**：厚生労働省 DMAT 事務局「DMAT とは」：http://www.dmat.jp/dmat/dmat.html

災害支援ナース

● **実施主体**：改正医療法に基づき、2024 年度より災害支援ナース養成研修は厚生労働省が実施することになった。養成研修を修了すると、厚生労働省、各都道府県ならびに日本看護協会に情報提供がなされ、国に「災害・感染症医療業務従事者」として登録される[2]。

● **概要**：地域住民の健康維持・確保に必要な看護を提供するとともに、看護職員の心身の負担を軽減し支えることが活動の軸となる。法改正前は自然災害のみに派遣要請が出ていたが、制度の変更に伴い新興感染症なども派遣対象となった。そのため「①災害支援看護業務」を、被災地の医療機関などに派遣されて実施する看護業務、救護所での診療および避難所での巡回診療における看護業務、避難所の環境整備および公衆衛生管理、被災者の心のケアなどを行うこととし、「②新興感染症支援看護業務」を、新興感染症が集中的に発生した医療機関や新興感染症の感染拡大地域に所在する医療機関などに派遣されて実施する看護業務などとして、活動内容を定めている。

活動の実施においては、DMAT のように同施設のメンバーで構成されるチームでの活動ではなく、派遣ごとに登録され派遣可能な災害支援ナースによって活動が行われる。

● **体制など**：都道府県と災害支援ナースが所属する施設（病院、診療所、訪問看護事業所、助産所や都道府県看護協会など）との間で締結した災害支援ナースの派遣に関する協定に基づき派遣される。災害支援ナースに登録するには DMAT 隊員同様に各施設での取り決めがある場合が多いため、研修受講や登録においては自施設での確認が必要である。

また災害支援ナースは原則、派遣元の職員として看護業務に従事する必要があるため、所属先がない場合に派遣要請の対象とならない場合があり、各都道府県や各看護協会での非常勤雇用などの対応が必要となることがある。

● **アクセス先**：日本看護協会「災害看護」：
https://www.nurse.or.jp/nursing/kikikanri/saigai/index.html

医療団体や医療機関に基づく医療チーム

DMAT や災害支援ナース以外にも、医療団体や医療機関に基づくさまざまな医療チームがある。ここではその一部を紹介するが、医療団体や医療機関だけでなく学会などが設置する支援チームも多数存在する。

日本医師会災害医療チーム（JMAT）[3]

● **実施主体**：日本医師会が 2011 年から活動を開始した。

● **概要・体制など**：日本医師会災害医療チーム（Japan Medical Association Team；JMAT）は「プロフェッショナル・オートノミー」を基本方針に掲げ、高い倫理性と強い使命感により参加することを最大の特長としており、日本医師会員の資格や事前登録の有無にかかわらず参加できる仕組みとなっている。活動目的は、被災者の生命および健康を守り、被災地の公衆衛生を回復し、地域医療の再生を支援することとしており、中長期的な支援を行っている。

　JMAT 研修は開催されているが、DMAT や災害支援ナースと異なり研修を修了した者が登録され派遣に至るという体制ではないため、やや自由度が高いといえる。

● **構成**：医師 1 名、看護職 2 名、事務職員 1 名により構成されるが、ニーズに応じて歯科医師や薬剤師、理学療法士、作業療法士、臨床検査技師、救急救命士、介護・福祉関係者、栄養士などあらゆる医療従事者が構成員となることができ、かつ同じ医療機関・団体に所属している必要がない。

● **アクセス先**：公益社団法人 日本医師会 JMAT 本部：https://jmat-hq.jp/

日本赤十字社の国内での災害救護活動[4]

● **実施主体**：日本赤十字社

● **概要・体制など**：災害時に行う救護業務として医療救護、救援物資の配備と配分、血液製剤の共有、義援金の受付と配分、その他災害救護に必要な業務を担っている。また、救護班による活動以外に、国内型緊急対応ユニット（domestic Emergency Response Unit；dERU）が整備され、大規模災害時には被災地での早期診療が開始できるようになっている。これについては医師 2 名、看護師長 2 名、看護師 4 名、助産師 1 名、薬剤師 1 名、事務 4 名の計 14 名が基本構成要員とされており、全国に 20 ユニットが配備されている。なお、国外での救援活動においては赤十字の国際的なネットワークの下、活動が展開されている。

● **構成**：1 班の標準的な編成は、医師 1 名、看護師長 1 名、看護師 2 名、主事 2 名の 6 名となっており、全国で約 500 の救護班が災害に対応できるよう備えている。

● **アクセス先**：日本赤十字社「国内災害救護について」：https://www.jrc.or.jp/saigai/

国立病院機構の医療班

● **実施主体**：国立病院機構

● **概要**：初動医療班と医療班がある。前者は、災害急性期に情報収集をしつつ避難所などでの医療救護活動を開始し、後発医療班の支援活動の立ち上げにつなぐ役割を持つ。後者は、広域災害時に被災地の救護所・避難所などでの医療救護活動を行って地域医療の復興を支援するのが主な

役割であり、地域医療の復興まで支援を行うことを目的としている[5]。
- **構成**：初動医療班は、医師 1 名、看護師 2 名、事務職 1 名、薬剤師など 1 名の計 5 名が基本構成とされている。また医療班は、同一の病院に所属する医師 1 名、看護師 2 名、事務職 1 名の計 4 名で構成され、必要に応じて薬剤師 1 名を加えて構成されている。
- **アクセス先**：国立病院機構本部「『令和 6 年 能登半島地震』における国立病院機構の支援活動について」: https://nho.hosp.go.jp/files/000212279.pdf

全日本病院医療支援班（AMAT）

- **実施主体**：全日本病院協会
- **概要**：全日本病院医療支援班（All Japan Hospital Medical Assistance Team；AMAT）は、災害の亜急性期において、災害医療活動の研修を受け、災害時要援護者にも配慮した医療救護活動を行える医療チームとして、「防ぎえる災害関連死」をなくすことを目的として活動している[6]。活動場所は被災医療施設や医療救護所、避難所などが想定されており、活動として傷病者に対する医療処置や被災医療施設の支援、搬送支援などがある。
- **構成**：原則として医師 1 名、看護師 1 名、業務調整員 1 名を最低単位とし、業務調整員には薬剤師、事務職員、メディカルスタッフが含まれる。
- **アクセス先**：全日本病院協会「AMAT」: https://www.ajha.or.jp/hms/amat/

災害医療コーディネーションサポートチーム

- **実施主体**：日本災害医学会
- **概要**：災害時における本部運営のサポートなどを実施することを目的として活動するチームである。
- **登録要件**：日本災害医学会の会員であれば、看護師も登録できる。必須要件として、学会が指定された研修などを受講していることなどがある。
- **アクセス先**：日本災害医学会「災害医療コーディネーションサポートチーム登録について」: https://jadm.or.jp/contents/coordinate/

国外災害での支援活動

国際緊急援助隊（JDR）医療チーム

- **実施主体**：日本政府（外務省）からの派遣命令を受け、国際協力機構（Japan International Cooperation Agency；JICA）が国際緊急援助隊（Japan Disaster Relief Team；JDR）派遣を行う。実務を担当するのが JICA 国際緊急援助隊事務局である。国際緊急援助隊は救助チーム、医

療チーム、専門家チーム、自衛隊部隊、感染症対策チームから成る。ここでは医療チームについて紹介する。

● 概要：JDR医療チームは被災者の診療にあたるとともに、必要に応じて疾病の感染予防やまん延防止のための活動を行う。本チームは2016年より、世界保健機関（World Health Organization；WHO）から緊急医療チーム（Emergency Medical Team；EMT。詳しくは「用語解説」の欄参照）のType 1（外来患者に対する初期医療および巡回診療を実施）およびType 2（外科的手術や入院機能）およびスペシャリストセル（透析および手術）の能力を有するチームとして認証を受けている。

● 構成：派遣体制のType 1、Type 2により構成人数が変動するが、いずれにおいても看護師が構成要員として含まれている。

● 隊員登録に必要な条件：60歳未満で心身ともに健全であることや実務経験5年以上であることなどに加え、海外における最低限のコミュニケーション能力および語学力が求められる。ほかにも必要な条件に、所属先との手続きなどがある。

● アクセス先：JICA「医療チームへの参加に関心のある方へ」：https://www.jica.go.jp/activities/schemes/jdr/faq/join_med.html

特定非営利活動法人による医療支援活動

国内には多数の特定非営利活動法人があり、災害時の保健医療支援活動をはじめとする緊急人道支援活動を行っている団体も多い。ここでは、国内外で活動を展開している2団体を紹介する。

災害人道医療支援会（HuMA）

● 概要：災害人道医療支援会（Humanitarian Medical Assistance；HuMA）は、1980年代のカンボジア難民救援医療やJMTDR（JDRの前身）の活動、平成7年（1995年）兵庫県南部地震（阪神・淡路大震災）の医療活動の経験や国際災害研究会での知識の蓄積を生かしつつ、国家間協定や条約、国内法などの制約に拘束されず、あらゆる種類の災害の被災者に柔軟に人道的医療援助を行い、また、災害医療に関わる研究・教育を推進する目的で設立された。2023年のトルコ・シリア地震では保健医療支援のための初動調査、令和6年（2024年）能登半島地震では避難所支援や病院支援など、国内外での活動を行っている。活動を行うには会員登録が必要である。

● アクセス先：HuMA：https://huma.or.jp/

ピースウィンズ・ジャパン（PWJ）

● 概要：ピースウィンズ・ジャパン（Peace Winds Japan；PWJ）は、生命の尊厳が守られ、誰もが安心して豊かな生活を享受できるよう、国内外の諸問題の解決に積極的に貢献するとともに、

市民や民間組織が公益の実現により大きな役割を担う社会の構築に取り組むことを目的に設立された。国内外の災害対応時には「空飛ぶ捜索医療団（Airborne Rescue & Relief Operations With Search；ARROWS）」という緊急支援に特化したプロジェクトをもって活動している。2023年のトルコ・シリア地震では緊急支援チームを、2024年の能登半島地震においても医療支援活動を行っている。

活動を行うには職員として採用される以外に、訓練などを経て登録隊員となるなどの方法がある。

● **アクセス先**：ピースウィンズ：https://peace-winds.org/

看護師が知っておくとよい医療チーム

災害時の保健医療福祉支援はさまざまな医療支援チーム、ありとあらゆる医療職・従事者によるきめ細やかかつダイナミックな支援が必要である。そして、多種多様な支援が展開されるにおいては、その根底に被災者や被災地のニーズに即したものであることが求められる。

ここでは、支援においては欠くことのできない連携が必要となる支援チーム（構成員に看護師が含まれないこともある）について紹介する。

災害派遣精神医療チーム（DPAT）

● **概要**：災害派遣精神医療チーム（Disaster Psychiatric Assistance Team；DPAT）は、被災地域の精神保健医療ニーズの把握、ほかの保健医療福祉体制との連携、各種関係機関などとのマネジメント、専門性の高い精神科医療の提供と精神保健活動の支援活動を行うために、都道府県によって組織される。

● **構成**：精神科医師、看護師、業務調整員で構成される。被災地のニーズに合わせて、児童精神科医、薬剤師、保健師、精神保健福祉士や公認心理師などが含まれる。

DPAT隊員になるには都道府県またはDPAT事務局が実施する研修を修了し、またはそれと同等の学識・技能を有する者としてDPAT事務局から認められ、都道府県に登録されなければならない。

● **アクセス先**：DPAT事務局：https://www.dpat.jp/

災害時健康危機管理支援チーム（DHEAT）

● **概要**：災害時健康危機管理支援チーム（Disaster Health Emergency Assistance Team；DHEAT）は、被災都道府県などの指揮調整機能のマネジメント支援を通して、防ぎえた死と二次健康被害を最小限に抑えること、そして、被災地の住民ができる限り早く通常の生活を取り戻すことを活動目的としている[7]。

● **構成**：1班あたり、都道府県および保健所設置市区に所属する公衆衛生医師や歯科医師、保健師、

薬剤師、獣医師、管理栄養士、臨床検査技師など、公衆衛生分野の専門職および業務調整員から5名程度で構成される。

● **アクセス先**：日本公衆衛生協会「DHEAT」：http://www.jpha.or.jp/sub/menu041.html

災害派遣福祉チーム（DWAT）

● **概要**：災害派遣福祉チーム（Disaster Welfare Assistance Team；DWAT）は、各都道府県を中心として、高齢者や障害者、子どものほか、傷病者などといった地域の災害時要配慮者が、避難生活終了後に安定的な日常生活へと円滑に移行するために、避難生活の早期の段階からその福祉ニーズを的確に把握するとともに、可能な限りそのニーズに対応し、生活機能の維持を支援していくことを目的として設置されている[8]。この取り組みは各都道府県で行われていることもあり、DWATと同様の活動をするチームをDCAT（Disaster Care Assistance Team）と呼んでいる自治体もある。

● **構成**：社会福祉士、介護福祉士、保育士など、福祉に関連する職種で構成されている。

● **アクセス先**：各都道府県でチームの設置状況や災害福祉支援ネットワークなどを公開している。ぜひ自分が関係する、あるいは関心のある都道府県や社会福祉協議会などのウェブサイトにアクセスしてみてほしい。

災害時小児周産期リエゾン

● **概要**：災害時に、都道府県が小児・周産期医療に関わる保健医療活動の総合調整を適切かつ円滑に行えるよう、保健医療福祉調整本部において、被災地の保健医療ニーズの把握、保健医療活動チームの派遣調整などに関わる助言および支援を行う都道府県災害医療コーディネーターをサポートすることを目的として[9]、都道府県により任命された者である。これは、都道府県の保健医療福祉調整本部において小児・周産期領域に特化して救護班などの派遣調整や搬送調整、物資調達などを担う役割があることから、医師（小児科医、産婦人科医、小児外科医）、助産師、看護師などが任命の対象となっている。

日本災害リハビリテーション支援協会（JRAT）

● **概要**：日本災害リハビリテーション支援協会（Japan Disaster Rehabilitation Assistance Team；JRAT）は、災害時に被災者・要配慮者の生活不活発病や災害関連死などの予防に関する対応を行い、被災者が自立生活を再建し復興できることを目指し活動することを目的としている。

● **構成**：理学療法士や作業療法士をはじめ、リハビリテーション専門職により構成されている。

● **アクセス先**：日本災害リハビリテーション支援協会：https://www.jrat.jp/

日本栄養士会災害支援チーム（JDA-DAT）

- **概要**：日本栄養士会災害支援チーム（The Japan Dietetic Association-Disaster Assistance Team；JDA-DAT）は、大規模な自然災害が発生した場合、迅速に被災地内の医療・福祉・行政栄養部門と協力して、緊急栄養補給物資の支援など、状況に応じた栄養・食生活支援活動を通じ、被災地支援を行うことを目的として活動している。
- **構成**：研修を修了した管理栄養士・栄養士により構成されるが、災害時の活動においては被災地の管理栄養士または栄養士を1名以上含むこととしている。
- **アクセス先**：日本栄養士会「災害支援：日本栄養士会災害支援チーム（JDA-DAT）について」：https://www.dietitian.or.jp/jdadat/about/index.html

---

おわりに

　災害時に看護師に求められる役割や活動は多岐に渡る。それは災害の種別やフェーズに影響されることもあれば、活動場所によって異なることもある。また、必ずしも平時に行っている看護業務がそのまま生かされるとは限らず、工夫や発想の転換が求められることや、平時では看護師の関りが少ないような業務を担うこともある。しかしながら、看護師だからできること、看護師の専門性や特性を生かすことにより、支援活動がより被災者のニーズに即したものになる。

　今回紹介した支援チームなどは、それぞれに活動理念や目的、特性を持つものばかりである。ぜひ自分の思い描く支援活動を見つけ、チャレンジしてもらえれば幸いである。

> **用語解説　EMTとは？**
>
> 　緊急医療チーム（Emergency Medical Team）のこと。WHOは2011年にEMTの国際標準の策定を開始し、EMT認証（EMT classification）および国際登録（global registry）制度が2015年7月から開始されている。本制度により、大規模災害に対応する被災国政府や国際機関などは、各EMTの能力を事前に把握できるようになり、各EMTの能力に相応しい役割や活動地を割り当てることで、より効果的な緊急医療支援が可能となった。

［引用・参考文献］
1)　厚生労働省. 日本DMAT活動要領の一部改正について. 令和4年2月8日. https://www.mhlw.go.jp/content/10800000/000898830.pdf（accessed 2024-05-12）
2)　日本看護協会. 災害支援ナース活動要綱. 令和6年4月1日. https://www.nurse.or.jp/nursing/assets/mhlw_240329_2.pdf（accessed 2024-05-12）
3)　日本医師会. JAMT要綱. https://www.med.or.jp/doctor/report/saigai/jmat_youkou20140401.pdf（accessed 2024-05-12）
4)　内閣府：防災情報のページ. 日本赤十字社の災害救護活動. https://www.bousai.go.jp/kohou/oshirase/h15/pdf/

nisseki.pdf（accessed 2024-05-12）

5) 吉住奈緒子. 国立病院機構の災害医療にかかる取り組みと連携について. 国立医療学会誌. 69（11）, 2015, 487-9.

6) 全日本病院協会. 災害時医療支援活動規則. https://www.ajha.or.jp/hms/amat/pdf/170606b.pdf（accessed 2024-05-12）

7) 厚生労働省：令和4年度厚労科研補助金事業「実践を踏まえた災害時健康危機管理支援チーム（DHEAT）の質の向上、構成員、受援者の技能維持に向けた研究」研究班. DHEAT活動ハンドブック（第2版）. 令和5年3月. https://www.mhlw.go.jp/content/10900000/000998894.pdf（accessed 2024-05-12）

8) 厚生労働省. 災害時における福祉支援体制の整備等. https://www.mhlw.go.jp/stf/seisakunitsuite/bunya/0000209718.html（accessed 2024-05-13）

9) 厚生労働省. 災害時小児周産期リエゾン活動要領. 平成31年2月8日. https://www.mhlw.go.jp/content/10800000/000478156.pdf（accessed 2024-05-12）

（髙村ゆ希）

MEMO

2章

災害発生時の支援者・受援者の対応法

～能登半島地震・コロナ禍の教訓を活かす～

① 支援者/受援者としての心構え

はじめに

2017年に厚生労働省は、災害拠点病院指定要件の一部改正についての通知[1]の中で、災害拠点病院の指定要件として「被災後、早期に診療機能を回復できるよう、事業継続計画の整備を行っていること」「整備された事業継続計画に基づき、被災した状況を想定した研修及び訓練を実施すること」を挙げ、BCP（Business Continuity Plan：事業継続計画）の策定だけでなく、それを使用した訓練の実施を追加した。またその中には、「災害発生時に他の医療機関のDMAT（Disaster Medical Assistance Team：災害派遣医療チーム）や医療チームの支援を受け入れる際の待機場所や対応の担当者を決めておくなどの体制を整えていること」とあり、受援体制の整備についても触れられている。

被災地内では、災害拠点病院に限らず個々の医療機関が、さまざまな支援者や支援物資を活用して医療提供を継続しようとする。しかし、混乱の中にある被災地内の医療機関では外部からの支援を生かす体制が整っていないため、応援要請を断ってしまったり、外部支援者に具体的な指示を出すことができないなど、外部支援者を有効活用できない事例は多く見受けられる。

ここでは、被災地の医療機関や医療従事者が、被災した地域でどのような活動をしたのか、またどのような活動を求められたかについて述べたい。また、病院BCPの必須項目でもある「業務の優先順位」「代替方法の確保」については、受援体制との関連性が深いため、貴施設のBCP策定や内容改定に生かしていただきたい。

受援者の困難と課題

受援とは

　災害時に各種団体から人的・物的資源の支援提供を受け、効果的に活用することを、「受援」という[2]。私たち医療従事者は、平時より医療現場の最前線に立って対応することを求められる場合が多く、被災地域の医療機関の職員であった場合、特に被災住民の苦悩を最も間近に感じ取る立場になる。災害時、さまざまな支援者や支援物資を有効活用し、被災地域で医療提供を継続するためにどのような準備が必要だろうか。ここでは、被災地域で働き続けなければならない医療従事者が、過去の実災害においてどのような状況下で医療現場の最前線に立ち、医療提供を継続したのかについて触れ、医療従事者として平時より用意しておくべきことについて述べる。

災害時に発生する医療機関へのニーズ

　災害が発生すると被災地では、被災者に対するさまざまな医療ニーズがさまざまな場所で同時多発的に発生する。災害時に発生する医療機関へのニーズとして、すでに入院している患者の入院診療継続、災害で新規発生する外傷などの患者の外来・入院対応、地域の社会福祉施設や在宅医療患者が施設や自宅で療養することができなくなり病院での入院受け入れをする、というものが挙げられる。

　2024年1月1日に発生した令和6年能登半島地震では、能登地域の高い高齢化率も相まって、医療と福祉のニーズが非常に高く、かつ長期間継続した。能登地域の医療機関では、ライフラインの断絶のため、重症者やデバイスを使用している患者は被災の程度の小さい地域や隣県に避難した。「入院患者が減り、外部から人的支援を受ける」とだけ耳にすると、被災地内の医療機関の業務が軽くなるようにも思われるが、被災しながらも勤務し続ける必要のある職員は外部支援終了後も自身の生活再建を行いながらその場所で働くため、外部支援があるうちに休暇を与え、さまざまな手続きや心身の休養のための時間を確保するといった対応も必要である。

看護に限らない大切なさまざまな業務

　また、被災した医療機関や社会福祉施設では、サービスを継続するために思いもよらない業務が増大する。ライフラインについては、上下水道の断絶や、寒冷地においては暖房のない影響が特に大きく、医療機関内の職員にとってかなりの負担となった。ある医療機関では、暖房ファンヒーターの給油を行うため、3時間おきに18Lの灯油が入ったポリタンクを3階まで運んだ。また、多くの医療機関や社会福祉施設では、下水道を使用できないため、入院患者の排泄物約50〜60kgを1階の廃棄物置き場まで運んだ。病棟の看護師たちは、患者へのケアを継続するために毎日1階の自衛隊の給水車から水を汲み、それを3階まで運んだ。これらは、下水道が復旧するまで長期に渡っ

て行わなければならなかった。また、下水を流すことができない環境下での口腔ケアや清拭・整容などにおいては、下水を発生させないような対応が求められるため、通常よりも時間を要したことも想像できる。

　被災地には多様な医療ニーズがあり、病院を拠点としてさまざまな地域支援が行われることを理解し備えることは、災害拠点病院だけでなく、患者を抱える医療機関であれば通常のことではないだろうか。

支援者の基本姿勢と課題

支援者に求められる CHS の理解

　一般的に支援者として最低限必要な知識はその専門性だが、それと同等もしくはそれ以上に筆者が重要であると考えているものの一つに、人道支援の必須基準（Core Humanitarian Standard；CHS）の理解がある。これは、2014 年 8 月に公表されたもので、「影響を受けた地域社会や人々」を支援の中心に置き、人道原則に基づく支援の実践の促進を進め、人道支援組織や個人が行う支援の質と効果の向上のために必要な 9 つの項目から成り立つ基準である。「人道支援」という言葉は耳慣れないかもしれないが、被災地での支援活動を行う医療チームも、人道支援チームの一つである。ここでは、この CHS について触れたいと思う。

CHS の9項目

　この CHS は、「人道性、公平性、独立性、中立性」という国際的に合意された人道原則に基づいて設計されている。CHS は人々が尊厳を持って生きる権利、支援を受ける権利、保護と安全を得る権利を記述した『スフィアハンドブック 2018』[3] 内の人道憲章に基づいて構築されている。人道的な危機的状況で活動している組織は、スフィア最低基準及び人道支援基準パートナーシップの一部であるそのほかの基準と組み合わせて CHS を使用することが推奨される。

　9 つの項目は、危機や脆弱な状況にある人々や地域社会が、支援者に何を期待できるかを説明している 図1 [4]。これらの取り組みは相互に補完し合う重要な要素であり、各項目には、人々やコミュニティをサポートする際にそれを確実に満たすために何をする必要があるかが記載してある。2022〜2023 年にかけ、90 カ国の関係者が参加する世界規模の協議を経て 2024 年 3 月に改訂された。

個人と組織で9項目を満たすことでよりよい支援を

　危機や脆弱な状況にある人々とコミュニティに対する 9 つの取り組みを適切に満たすには、組織はその体系的な運用をサポートするために必要な環境を整えている必要がある。これら CHS の項目を、私たち支援者は遵守できているか常にチェックし、個人やその組織の改善に努めなくてはな

災害発生時の支援者・受援者の対応法 〜能登半島地震・コロナ禍の教訓を活かす〜

2章 ① 支援者／受援者としての心構え

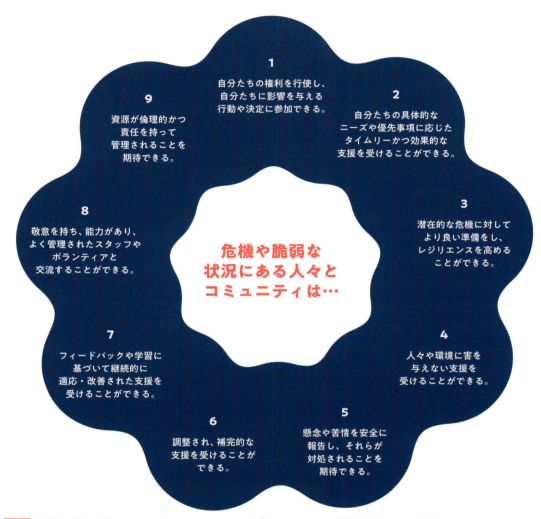

図1 危機や脆弱な状況にある人々とコミュニティを支えるCHSの9項目 （文献4より作成）

1 自分たちの権利を行使し、自分たちに影響を与える行動や決定に参加できる。
2 自分たちの具体的なニーズや優先事項に応じたタイムリーかつ効果的な支援を受けることができる。
3 潜在的な危機に対してより良い準備をし、レジリエンスを高めることができる。
4 人々や環境に害を与えない支援を受けることができる。
5 懸念や苦情を安全に報告し、それらが対処されることを期待できる。
6 調整され、補完的な支援を受けることができる。
7 フィードバックや学習に基づいて継続的に適応・改善された支援を受けることができる。
8 敬意を持ち、能力があり、よく管理されたスタッフやボランティアと交流することができる。
9 資源が倫理的かつ責任を持って管理されることを期待できる。

らない。

　支援の多くは、被災地域の外部から入り、支援する側が支援物資や支援方法や機関について一方的に決め、提供された過去がある。しかし、そのような外部からの支援を、人道原則を守り、一人一人を大切にし、影響を受けた地域社会や人々に対して説明責任を果たしながら、ともにその生活や社会の再建に取り組む支援に転換していくことにより、より効果的に支援が届くということを、私たち支援者は学ばなければならない。

災害時における支援側と受援側のコミュニケーションの注意点

　国際協力NGOセンターは、平成23年（2011年）東北地方太平洋沖地震（東日本大震災）に対して被災地域外から支援に入った市民社会組織の支援活動のレビューを行い、その問題と原因を記録化し、国内外での将来の災害対応に生かすための教訓を残すことを目的として、報告書を作成した[5]。レビューの対象として、特に発災後から1年間に行われた支援活動に焦点を当て、外部支援団体の職員、地元団体の関係者、住民、行政機関の職員、社会福祉協議会の職員など、外部支援団体の関係者に対する聞き取り調査やワークショップ、特定グループディスカッション、アンケート調査が実施された 表1 。

　この調査で特に注目したいのは、外部支援団体は「受益者（住民）への説明責任を果たせていると感じていたか」という問いに対し約9割が「果たせた」「ある程度果たせた」と回答しているが 図2 、受援側である住民は「支援に対して、不満や疑問に感じることはあったか」という問いに対して約2割が「支援活動に関する説明を受けなかった」と回答している点だ 図3 。私たち医療従事者

表1 東日本大震災における支援活動レビューのための検証テーマ（文献5より作成）

①現地のニーズに合った支援が行われていたか
②支援は包括的に実施されていたか
③支援の結果、人々をさらなる危害に曝さなかったか
④受益者への説明責任は果たされていたか
⑤地元関係者の意見は反映されていたか
⑥常に見直しと改善が行われていたか
⑦短期的な支援は長期的な支援につながっていたか
⑧スタッフの安全は確保されていたか
⑨組織に十分なキャパシティがあったか
⑩ほかの団体と連携や協力はできていたか

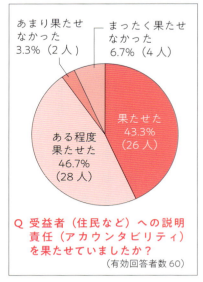

図2 東日本大震災における支援活動レビューのための外部支援団体アンケート調査結果の一部（文献5より引用）

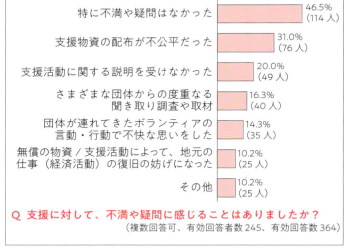

図3 東日本大震災における支援活動レビューのための住民アンケート調査結果の一部（文献5より引用）

にとっては、支援活動に関する説明を行うことは、患者に対して行うケアや治療など関する説明を実施し同意を得ることに似ており、日常的なことに感じるかもしれないが、混乱の中では、意図した形で情報が伝わらないことも多く、その点を意識した情報伝達の手法が必要となる。

支援者支援

　影響を受けた地域では、自身が被災しながらも地域住民や患者に支援を提供する立場となる人々が存在する。自治体職員や医療機関の職員である。私たち医療従事者が被災した医療機関内でその職務を全うするためには、平時からの準備が必要となる。もちろん災害マニュアルやBCPの策定とその運用は必要であるが、発災後速やかに「職員の3日分の食糧確保」「院内で仮眠がとれる環境の整備」「職員用相談窓口の設置」の3点を確認することが必要となる。

発災後すぐに必要となる対応

● **職員の3日分の食糧確保**
　患者用の食糧を備蓄している医療機関は多いが、職員用の食糧を患者用と同程度備蓄することも忘れてはならない。

● **院内で仮眠がとれる環境の整備**
　自宅に帰ることができない職員のために仮眠休憩がとれる環境を整備する必要がある。

● **職員用相談窓口の設置**
　影響を受けた地域の医療従事者は自宅が被災するなどして、避難所から出勤する者も少なくない。小さいコミュニティでは住民も誰が医療従事者であるかを知っていることもあり、勤務終了後、避難所に戻っても医療現場の最前線に立ってサービスを提供している姿を目にすることがある。こうした場合、影響を受けた地域の医療従事者は心身ともに休むことができない状況となってしまう。各医療機関の対応が望ましいが、さまざまな対応に追われていることもあり、難しいことも多い。能登半島地震では石川県看護協会が発災後1カ月程度で、看護職だけでなく介護職や看護学生まで幅広く相談できる窓口を設置した 図4 。

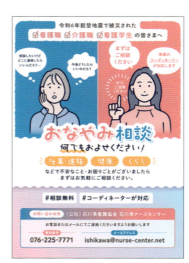

図4　石川県看護協会が発災後1カ月程度で開設した相談窓口「おなやみ相談」

発災後に中長期的な視点で必要な対応

● **職員の継続勤務支援**
　新型コロナウイルス感染症（COVID-19）流行時にも、患者が集団発生した施設の職員の補充は

非常に難しかった。そのときその場所で努力している職員が継続して勤務することができるよう支援することを忘れてはならない。避難所用のテントでもかまわないので、避難所以外の場で少しでも休むことができるよう、院内に個室を用意することも有用である 図5 。価格も安価で備蓄もしやすいと考える。また、能登半島地震の支援で筆者も経験したが、下水道が使用できない期間が長引くと入浴やシャワーを浴びることもできないため、水循環型のシャワーを職員用に設置することも職員の生活支援として効果的である。水循環型のシャワーについては、同メーカーの手洗いタイプが各避難所に配布されているのを知り、シャワーの支援は可能かをメーカーに問い合わせたところ、設置が実現した。もともとの装備ではなかったが、今後このような装備も災害拠点病院などでは必要になると感じている。

● 新規雇用による人材確保

　能登半島地震で、被災地域の看護師の離職が報道された。住まいが被災し家族が能登半島より避難をすることになったことや、仮設住宅の入居時期が決まらないなどの、生活基盤に関わるさまざまな理由で離職を余儀なくされている。発災当初は全国からさまざまな人的支援があるが、医療機関は必要な人員をできるだけ早期に「雇用」という形で確保する必要がある。

> **コラム　能登半島地震での新規雇用による人材確保**
>
> 　看護師に限った内容となってしまうが、能登半島地震では、看護職のニーズが高く、たくさんの外部からの支援もあった。石川県看護協会は、平成28年（2016年）熊本地震で熊本県と熊本県看護協会により実施された「くまもと復興応援ナース」の枠組みを参考に「能登プロジェクト 能登半島地震の看護職を支え隊」とし、看護協会のナースセンターだけでなく地方労働局を巻き込み、全国のハローワークを通じて短期から長期の看護職の募集を行った 図6 。2024年4月30日現在、6名の看護師が能登地域の医療期間や社会福祉施設に採用され、勤務している。

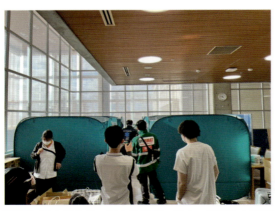
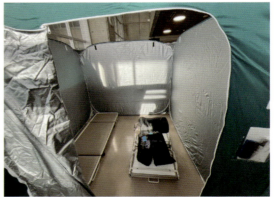

図5　医療従事者の個室休憩用に院内に設置した避難所用テント

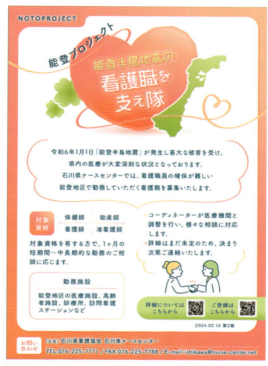

図6 石川県看護協会による看護師募集「能登プロジェクト 能登半島地震の看護職を支え隊」

[引用・参考文献]
1) 厚生労働省. 災害拠点病院指定要件の一部改正について. 平成29年3月31日. https://www.mhlw.go.jp/file/06-Seisakujouhou-10800000-Iseikyoku/0000159904.pdf（accessed 2024-05-27）
2) 本間正人. 医療機関のための災害時受援計画作成の手引き（平成31年度厚生労働行政推進調査事業費補助金〔地域医療基盤開発推進研究事業〕「国土強靱化計画をふまえ、地域の実情に応じた災害医療提供体制に関する研究」：分担研究報告書「一般病院等へのBCP策定に関する研究」）. https://mhlw-grants.niph.go.jp/system/files/2019/193011/201922044A_upload/201922044A2020070914252658000022.pdf（accessed 2024-05-27）
3) JQAN. スフィアハンドブック 2018. https://jqan.info/wpJQ/wp-content/uploads/2020/04/spherehandbook2018_jpn_web_April2020.pdf（accessed 2024-05-27）
4) こころのかまえ研究会. https://plaza.umin.ac.jp/kokoronokamae/archives/chs/（accessed 2024-07-23）
5) 国際協力NGOセンター. 東日本大震災市民社会による支援活動合同レビュー事業検証結果報告書～国際協力NGOの視点から～. 2014. https://www.janic.org/wp-content/uploads/2017/08/eqreview.pdf（accessed 2024-05-27）
6) The CHS: Nine commitments to people affected by crises. https://www.corehumanitarianstandard.org/the-standard/language-versions（accessed 2024-05-27）

（千島佳也子）

② 病院での対応

はじめに

　地震などの災害時に多数の傷病者が来院することは想像に難くないが、病院自体が建物やライフラインなどの被害を受けて機能不全に陥り、入院患者への医療提供自体が困難になる可能性もある。このため、災害発生時（もしくは発生が予測されるとき）には、図1 の災害時病院対応フローに沿って対応することが必要である。

　本項では、病院での対応について図1 の各項目に沿って解説する。なお、支援者／受援者それぞれに共通する事項・特有の事項があるが、受援者については発災後のみならず発災前の事前準備も重要であるため、その点についても併せて触れておく。

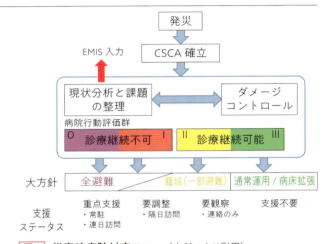

図1　災害時病院対応フロー（文献1より引用）
災害時、病院においては、まず院内の CSCA 確立後、現状分析・課題整理とともにダメージコントロールを行った上で、病院行動評価を踏まえて対応方針を決める。

用語解説　CSCATTT

　CSCATTT とは、災害発生後にとるべき行動である 7 つの基本原則、Command and Control（指揮と連携）、Safety（安全）、Communication（情報収集・伝達）、Assessment（評価）、Triage（トリアージ）、Transport（搬送）、Treatment（治療）の頭文字を取ったものである。この中で、CSCA は Medical Management（災害医療体制の確立）、TTT は Medical Support（災害医療活動の実施）を行うものであり、災害時の効率的な対応のためには CSCA の確立がまず重要となる。

CSCA の確立

C：Command & Control（院内での指揮系統の確立）

　災害時には、普段とは異なる判断が必要となることや情報不足／過多が発生することなどにより、病院内は混乱状態に陥りやすい。このため、迅速な意思決定や病院全体の方針統一を図るべく、災害対策本部の設置が必要である。災害対策本部設置には、意思決定に必要な院長・看護部長・事務長などの幹部への連絡・参集はもちろんのこと、実際に本部を運営するための本部要員の参集・役割分担（連絡・記録など）が必要となる。

● 受援者

　院内の混乱を極力抑えるため、災害対策本部設置の基準（例：市内で震度5強以上、特別警報発令時など）を定めておくとよい。これにより速やかに本部が設置でき、ひいては迅速な意思決定・病院全体の方針統一につながる。特に台風、大雨・洪水、土砂災害など、持続的に被害が進行するような災害の場合、本部設置の判断が難しく設置が遅れてしまいがちであるため、本部設置基準の策定が重要となる。併せて、災害拠点病院であれば災害派遣医療チーム（Disaster Medical Assistance Team；DMAT）隊員など、一般病院であれば災害対策委員などの自院の災害対策に関わっている者が本部要員となるように、あらかじめ業務継続計画（business continuity plan；BCP）や災害対策マニュアルなどに書き込んでおくことで、確実な本部要員確保にもつながる。

● 支援者

　支援に入った際、CSCA が確立されていない場合もしばしばある。まずは災害対策本部の設置を院長（もしくは責任者）に提言し、災害対策本部運営のサポート（指揮支援）を行う。この際、支援者はあくまで「支援」を行う立場であり、最終的な決定権や指揮権は院長・責任者にあることを意識して活動する。

S：Safety（安全）

　「安全」というと、どうしても患者の安否に頭がいきがちになるが、二次被害を避けるためにも、Self（自分自身と職員の安否）、Scene（病院施設、建物の倒壊、ライフラインの状況、火災発生の有無など）、Survivor（患者の安否）の順で確認することが重要である。特に災害対策本部では、経時的な病院機能維持可否の判断のためにも、現時点での勤務・稼働可否だけでなく、今後の見通し（例：自宅待機者の追加登院、自家発電機の稼働可能時間など）も含めて確認できるとよい。

● 受援者

　Self・Scene の安全確認がとれ次第、Survivor の確認に移る。特に看護師は個別の患者の状況把握が必要になるが、その際の留意事項としては地震による直接的な被害（転倒・物がぶつかることなどによる外傷、手術の中断、各種チューブ・コード類の事故抜去など）のみならず、停電による

被害（人工呼吸器やモニター類、吸引器などの医療機器関連に加え、照明・冷暖房など生活環境に関わるもの）にも注意して確認する必要がある。

また、Self・Scene・Survivor の確認により EMIS（Emergency Medical Information System；広域災害救急医療情報システム）の緊急時入力項目の情報が収集可能であるため、各部署からの被害報告書・チェックシートなどを作成する際には、EMIS の緊急時入力の項目と一致しているかも事前に確認しておくとよい。

● 支援者

支援者の場合、「被災者・被災病院のために」という気持ちが先行して院内に飛び込んでいきやすいが、被災地である以上、常に危険と隣り合わせであり、自分自身の安全管理（ゾーニングや個人防護具〔PPE〕の着用、連絡手段の確保など）を十分行った上で活動すべきである。その上で、病院としての安全について、Self・Scene・Survivor に則って助言・支援を行う。

🎯 C：Communication（連絡体制の構築）

災害時には平時の通信手段が使用できないことも起きうる。また普段とは違う組織体制にもなるため、情報伝達時の混乱が生じやすい。災害時対応に失敗する原因で最も多いのは情報伝達の不備であるといわれており、事前の代替手段確保・連絡体制の整備が肝要である。

● 受援者

院内の連絡体制の構築としては、災害対策本部・トリアージエリア・診療部門・病棟部門など、新規部門も含めた形での連絡体制を構築するとともに、普段使用している内線・携帯電話など以外にも、トランシーバー・伝令などの代替手段を活用する。また、院外との連絡手段の確保のためには衛星電話（データ通信可）・各種無線（音声のみ）・高速衛星通信（光回線並みの通信速度が出るものもあり）などが活用可能であり、インターネット環境も併せて構築の上で、EMIS による情報発信・共有を行う。事前準備に際しては、院内外合わせて代替手段を複数確保しておくとともに、いざというときにその代替手段がきちんと使えるよう訓練を行っておくことが重要である。

● 支援者

院内に代替手段がない・使えないときには、特に外部との連絡は支援者の通信ツールに頼らざるをえない。この場合、EMIS の初回の代行入力に加え、必要に応じて代替手段の確保や定期的な訪問による状況確認および EMIS 更新を行うことも重要である。

🎯 A：Assessment（現状分析と課題の整理）

図2 の様式に沿って、これまで収集した情報・対応した事項などを整理する。この手法・様式は、新型コロナウイルス感染症（COVID-19）でのクラスター発生施設支援の際に利活用されたものであり、災害時にも活用できる。

● 災害発生時の支援者・受援者の対応法 ～能登半島地震・コロナ禍の教訓を活かす～

2章 ② 病院での対応

翌日までに対応

指揮系統の確立（C）	EMIS
・本部の設置	
・定時ミーティングの実施と提案　【即時対応】	
・現場職員間の情報共有	

安全管理（S）
・建物の危険状況	緊急／詳細
・ライフライン状況（電気・水 etc.）	緊急／詳細

通信と情報伝達（C）
・通信手段の確保（院内外）	

被害状況の確認
・患者受診状況	緊急／詳細
・在院患者数（外来＋入院）	詳細

診療活動・支援（医療提供）
・稼働病床数	詳細
・受け入れ可能人数	詳細
・手術・透析の状況	詳細
・外来受付状況、および外来受付時間	詳細

人的資源管理
	EMIS
・職員の不足	緊急
・職員数	詳細

物資（物的資源管理）
・サプライ状況（衛生資材、薬剤 etc.）	詳細

搬送活動・支援
・今後、転送が必要な患者数	詳細

生活支援
・食事、廃棄物、リネン、洗濯、清掃	詳細

数日以内に対応

メンタルケア
・職員の宿泊施設確保、ストレスケア

リスクコミュニケーション
・患者・患者家族への情報共有
・メディアや一般への状況説明

現状分析から活動方針立案

病院行動評価	0 緊急避難	I 避難	II 機能維持	III 通常運用／病床拡張　←○つける
大方針				
活動方針	※項目には番号をつけ優先順位で記載する			

図2 「現状分析と課題」で整理すべき項目（文献1より引用、一部改変）
本項目は、翌日までに対応すべきこと（指揮系統の確立は即時対応が必要）、数日以内に対応すべきことに分けられる。その上で、病院行動評価（詳細は p.42「用語解説」参照）に基づいて大方針・活動方針を策定する。

● 受援者

　「Assessment ＝評価」となると、どうしてもすべての情報が揃ってから実施したくなるが、迅速な意思決定と病院全体の方針統一のためには、自施設の状況を（情報がないことも含めて）正しく把握し、職員間の情報共有を図ることが重要である。このため、現時点での状況を災害対策本部で整理・情報共有するとともに 図3 、繰り返し現状分析・課題整理を実施することで経時的な状況変化にも対応が可能となる。

● 支援者

　被災した病院では、自分たちがどんな状況に陥っていて何が課題なのかが見えていないことも多々あるため、現状分析と課題の整理を行うことで問題点が可視化され対応策の検討が行いやすくなる。ただし、これは決して支援者のメモや記録のためではなく、被災病院職員のための情報整

Emer-Log 2024年 秋季増刊

指揮系統の確立（C）	人的資源管理

指揮系統の確立（C）
- 本部の設置：済
- 定時ミーティングの実施と提案：未
- 現場職員間の情報共有：未

安全管理（S）
- 建物の危険状況：大きな損壊なし（新耐震基準満クリア）
- ライフライン状況（電気・水 etc.）
電気：自家発稼働中・残1日、水：断水・残1日、酸素：残3日

通信と情報伝達（C）
- 通信手段の確保（院内外）
院内：トランシーバー＆伝令、院外：医師会無線、データ通信不可

被害状況の確認
- 患者受診状況：停止中
- 在院患者数（外来＋入院）：94名

診療活動・支援（医療提供）
- 稼働病床数：100床
- 受け入れ可能人数：0名
- 手術・透析の状況：停止中
- 外来受付状況、および外来受付時間：停止中

人的資源管理
- 職員の不足：現時点ではなし
- 職員数：
医師○名、看護師○名、コメディカル○名、事務○名

物資（物的資源管理）
- サプライ状況（衛生資材、薬剤 etc.）：確認中

搬送活動・支援
- 今後、転送が必要な患者数：確認中

生活支援
- 食事、廃棄物、リネン、洗濯、清掃：確認中

メンタルケア
- 職員の宿泊施設確保、ストレスケア：未

リスクコミュニケーション
- 患者・患者家族への情報共有：未
- メディアや一般への状況説明：未

病院行動評価	0 緊急避難	I 避難	Ⅱ 機能維持	Ⅲ 通常運用/病床拡張	←○つける
大方針	籠城				
活動方針	①定時ミーティング・職員間情報共有の検討 ②院外通信手段の追加確保（特にデータ通信） ③自家発燃料・水・酸素の補給依頼→自院協定・活動拠点本部依頼 ④職員追加参集可否の確認 ⑤要転送患者の確認				

（Ⅱ 機能維持に○がつけられている）

図3 現状分析と課題の整理の記載例

理・共有のためのツールであるため、必ず主要職員とともに実施する。

ダメージコントロール

　大規模災害時には、病院自体が被災し医療提供機能が低下する可能性が高い。前述の現状分析と課題の整理と併せて、病院の最低限の機能維持（＝ダメージコントロール）を図り、患者の生命維持を含めた医療提供継続に努める。

　具体的には 表1 の4項目を実施することとなるが、使用資源の抑制・補給の要請については病床維持（籠城）対策として特に重要である。このうち災害時不足する資源と診療レベル変更の例を 表2 に示す。原則として患者の重症度・緊急度に応じて提供可否・頻度・量などを調整するが、薬品については中断や減量が困難な場合もある。また、特に重症患者の避難は相対的な資源の増加（使用抑制）にもつながるため、患者の状態・搬送先/ツール確保なども鑑みながら実施を検討する。

災害発生時の支援者・受援者の対応法 ～能登半島地震・コロナ禍の教訓を活かす～

表1 病院のダメージコントロール（文献1より引用、一部改変）

被害拡大防止
・初期消火 ・浸水対策
区画管理
・危険な建屋（浸水、倒壊のおそれ など）の使用制限 ・安全な建屋への患者移動 ・患者のために使用する区画の制限（電気使用）
使用資源の抑制
・使用資源の制限 ・診療レベルの変更 ・患者の一部避難：多くの資源を必要とする患者の避難
補給の要請

表2 災害時不足する資源と診療レベル変更の例（文献1より引用、一部改変）

電気、自家発燃料
・診療機器：生命維持最優先、復旧可能性を考慮 ・冷暖房：重症患者病床優先、季節も考慮　　など
水
・透析患者：頻度の低下、重症度を考慮 ・検査：検査項目、対象患者の制限 ・手術：実施手順の制限、緊急度を考慮　　など
酸素
・投与患者の制限：重症度を考慮 ・投与量の制限：目標酸素飽和度の低下　　など
医薬品
・輸液量の制限：重症度・緊急度を考慮 ・投薬頻度の低下は可能か？　　など

表3 病床維持対策に向けた事前準備（文献1より引用、一部改変）

補給に必要になる情報の更新（EMIS 基本情報）
停電時の対応計画（BCP の策定）
・生命維持に関わる患者の電源確保：バッテリーの確保・非常用コンセントの準備　　など ・電源車・燃料補給時の手順確認 ・具体的な節電計画：発電容量を抑え、燃料を節約
節水計画（BCP の策定）
具体的な節水計画 ・生活制限：入浴・トイレの使用箇所の制限、使い捨て食器の活用、弁当への変更　　など ・診療制限：手術の中止、透析の停止　　など
補給に関する協定の締結
・燃料平時納入業者と優先給油の協定 ・市町村水道局との協定 ・民間事業者（水質検査、飲料水の製造会社など）との協定

● 受援者

　使用資源の抑制については、特に事前準備が重要となる。表3 に示すように、基本的な情報（例：自家発電機の有無や稼働時間、受水槽の容量と1日使用量など）を EMIS に登録することに加え、BCP 作成時に病院の特性や設備に合わせて停電・断水に対する対策を具体的に定めておく。また、補給についても公助に頼るのみならず、自助として自治体・事業者などと補給に関する協定を結ぶとよい。

● 支援者

　被災病院において、平時と同レベルの医療提供を行うことは極めて困難であるが、その判断や具

体的な方策に悩む場合も多い。支援者は 表1・2 の各項目について助言を行い、ダメージコントロールをサポートすることで極力病床維持につながる（＝安易に全避難を選択しない）よう努める。

病院行動評価群と大方針の決定

　被災病院では、現時点での対応方針を決定するために、現状分析・課題整理とダメージコントロールの結果を踏まえて病院の安全性や医療提供機能の評価を行う必要がある。病院行動評価群（詳細は p.42「用語解説」参照）では、その評価を定型化した分類として示すことにより支援者・受援者ともに客観的な判断に基づいた対応（＝大方針の決定）につなげることが可能である。この大方針としては 図1 に示す通り、全避難・籠城・通常運用／病床拡張に分けられる（実際の活用の方法が3章④「実践的な防災訓練実施のためのポイント」の p.144 にあるので参照してください）。

🔴 全避難

　病院にとどまること自体が危険な場合（倒壊、浸水など）、一時的な避難場所の確保（例：別棟への水平避難、浸水高以上の階への垂直避難など）もできないようであれば、早急に入院患者全員の外部搬送（全避難）が必要となる。また、停電時の電源途絶の場合（自家発電機がない、電気設備が故障したなど）には、患者の生命維持（例：人工呼吸器使用患者など）が困難となるだけでなく、特に夏冬は空調使用不可による患者の体調悪化（例：熱中症、低体温症など）も顕著となるため、全避難を余儀なくされる可能性もある。ただし、安易に全避難を選択すると、地域の医療提供体制の崩壊や病院自体の経営悪化を助長することに加え、診療停止に伴う職員の離職（復旧時に戻ってこない）や患者の戻し方（搬送経費負担をどこが行うか）などの問題が、過去に何度も発生している。

🔴 何とか入院患者に対する最低限の医療提供を続ける（俗に " 籠城 " と呼ばれる）

　ダメージコントロールを行うことで一定の機能維持が可能なのであれば、籠城（＝入院患者への医療提供継続）を選択するのがよい。これがうまくいけば、外部搬送に比べて患者への負担がはるかに少なくて済むことに加え、全避難時の問題も解消・軽減されるためである。一方で、病院職員も被災者であるため、家族の問題や生活基盤の立て直しなどのために欠勤・休職・離職をせざるをえず、人的資源不足による医療提供機能低下に陥る可能性もある。この場合、人的資源の投入のみを考えがちであるが、特に短期間の支援者の場合、病棟業務を覚えるころには帰任してしまうということも少なくない。中長期的な観点では、確保人員で継続的に対応できる体制を整えるべく、一部患者の転院搬送などで一時的に稼働病床数を減らすのも一つの方策である。

通常運用 / 病床拡張

　医療提供機能に大きな問題がない場合には、通常運用または病床拡大として対応する。これに関しては、いわゆる療養型病院などでは通常運用を継続するが、急性期病院などでは平時よりも受け入れ体制を拡大し、避難・転院などの患者や新規発生患者の受け入れに努める。

● 受援者

　現状分析・課題整理と同様に、経時的な変化も踏まえて繰り返し病院行動評価群・大方針策定を行う。当初は籠城と判断していても物資の枯渇や余震による不安などから全避難を余儀なくされる場合もあるが、避難までの時間的猶予を作ることも重要であるため、場の安全および人的・物的資源の状況から総合的に判断することが重要である。

● 支援者

　被災病院の状況に合わせた対応の助言は必要であるが、最終的な判断は病院の責任者が行うこととなる。前述の現状分析・課題整理と併せて、病院の主要職員とともに大方針の策定を行った上で、それぞれの課題に対する具体的な活動方針を提案するのがよい 図3 。

用語解説　START 法・PAT 法

　世界的にはトリアージの種類は多数あるが、日本で一般的に普及しているトリアージ手法としては、START（simple triage and rapid treatment）法 図4 ・PAT（physiological and anatomical triage）法 図5 が挙げられる。START 法は呼吸・循環・意識の 3 つの簡便な生理学的評価を用い、30 秒程度で迅速に評価を行うのに対し、PAT 法は少し時間をかけて（約 2 分）、生理学的評価に加えて解剖学的評価および受傷機転評価・災害弱者への配慮も行い、より精度の高い評価として行うものである。災害の規模や傷病者数、患者搬入ペースなどによって両者を使い分けるが、近年の DMAT におけるトリアージ 図6 では JATEC™（Japan Advanced Trauma Evaluation and Care）の第一印象・ABCD 評価に準じて行うようにもなっている。

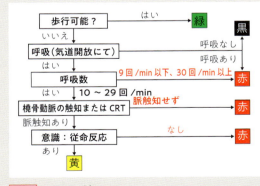

図4　START 法

二次トリアージ
生理学的・解剖学的評価
(Physiological and Anatomical Triage;PAT)

第1段階：生理学的評価

意識 JCS 2 桁以上、GCS 8 以下
呼吸 30/min 以上、9/min 以下
脈拍 120/min 以上、50/min 未満
血圧 sBP 90 未満、200 以上
SpO₂ 90% 未満
その他ショック症状
　　　低体温（35℃以下）

第2段階：解剖学的評価

（開放性）頭蓋骨骨折
頭蓋底骨折
顔面、気道熱傷
緊張性気胸、気管、気道損傷
心タンポナーデ、気管損傷
気胸、血気胸、フレイルチェスト
開放性気胸
腹腔内出血・腹部臓器損傷
骨盤骨折、両側大腿骨骨折、
上位脊髄損傷、デグロービング損傷、
クラッシュ症候群、
重要臓器・大血管損傷に至る穿通外傷、
専門医の治療を要する切断肢、
専門医の治療を要する重症熱傷

いずれかに該当すれば 赤 最緊急治療群

第3段階：受傷機転による対応

評価など	傷病状態および病態
受傷機転	体幹部の挟圧 1 肢以上の挟圧（4 時間以上） 爆発 高所墜落 異常温度環境 有毒ガス発生 汚染（NBC）

＊特に第三段階の受傷機転で重症の可能性があれば、一見軽症のようであっても待機的治療群（Ⅱ）以上の分類を考慮する

第4段階：災害弱者の扱い

いわゆる災害弱者を考慮し、

小児	高齢者
妊婦	基礎疾患のある傷病者
旅行者	外国人

などは必要に応じ分類変更を行う。

図5 PAT 法

JATEC 準拠アプローチによる第一印象

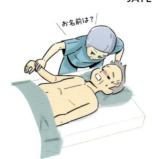

A（気道）：発語があれば開通
異常…無呼吸・いびき呼吸・嗄声など
B（呼吸）：呼吸数と呼吸状態
異常…頻呼吸・徐呼吸・不規則呼吸・片側のみの胸郭運動など
C（循環）：皮膚・脈拍・外出血
異常…皮膚冷感湿潤・橈骨動脈触知微弱・頻脈・徐脈・外出血の存在など
D（意識）：正常な応答があるか
異常…興奮状態・反応低下・昏睡など

「わかりますか？お名前は？」と声をかけながら迅速に ABCD を評価する

JATEC における第一印象

【分類】
異常があれば 赤
心停止であれば 黒
異常がなくて歩行ができれば 緑
いずれにも該当しないものが 黄色

図6 JATEC™ の第一印象・ABCD 評価（文献1より転載）

災害発生時の支援者・受援者の対応法 ～能登半島地震・コロナ禍の教訓を活かす～

用語解説　災害拠点病院

　災害拠点病院とは、地域の医療機関を支援する病院として、厚生労働省が示す指定要件 表4 を満たし、都道府県により承認された病院である。1996（平成8）年より制度が開始され、2023（令和5）年4月時点で全国770病院が指定されている。

表4　災害拠点病院指定要件

(1) 運営体制	(2) 施設および設備
①24時間緊急対応し、災害発生時に被災地内の傷病者などの受け入れ及び搬出を行うことが可能な体制を有すること ②災害発生時に被災地からの傷病者の受け入れ拠点にもなること ③災害派遣医療チーム（DMAT）を保有し、その派遣体制があること ④救命救急センターもしくは第二次救急医療機関であること ⑤被災後、早期に診療機能を回復できるよう、業務継続計画の整備を行っていること。 ⑥整備された業務継続計画に基づき、被災した状況を想定した研修および訓練を実施すること。 ⑦地域の第二次救急医療機関とともに定期的な訓練を実施し、災害時に地域の医療機関への支援を行う体制を整えていること ⑧ヘリコプター搬送の際には同乗する医師を派遣できることが望ましい	・救急診療に必要な部門 ・多発外傷、挫滅症候群、広範囲熱傷などの重篤救急患者の救命医療を行うために必要な診療設備 ・患者の多数発生時に対応可能なスペース（入院患者は2倍、外来患者は5倍） ・患者多数発生時用の簡易ベッド ・トリアージ・タッグの保有 ・病院敷地内のヘリコプターの離着陸場の設置 ・診療機能を有する施設の耐震化 ・通常時の6割の程度の発電容量のある自家発電設備、3日分程度の備蓄燃料 ・浸水想定区域（洪水・雨水出水・高潮）または津波災害警戒区域に所在する場合は、風水害が生じた際の被災を軽減するため、止水板などの設置による止水対策や自家発電機などの高所移設、排水ポンプ設置などによる浸水対策を講じる ・食料、飲料水、医薬品などの3日分程度の備蓄 ・災害時に少なくとも3日分の病院の機能を維持するための水を確保。少なくとも3日分の容量の受水槽を保有しておくこと、または停電時にも使用可能な地下水利用のための設備（井戸設備を含む）を整備。優先的な給水協定の締結などにより必要な水を確保 ・衛星電話の保有、衛星回線インターネットが利用できる環境 ・DMATや医療チームの派遣に必要な緊急車両の保有 ・被災地における自己完結型の医療救護に対応できる器材の保有

用語解説　病院行動評価群 ver4

病院行動評価群とは、場の安全性、電気・酸素・水などのライフラインの状況などから、自院の安全性や医療提供機能を自己評価し、定型化した分類として示すことができるツールである 図7・8 。緊急避難（0）、避難（Ⅰ）、機能維持（Ⅱ）、通常運用／病床拡張（Ⅲ）の4つの群のいずれにあるかを判断するが、この結果は支援の優先度と連動しており、支援者および受援者に支援優先度の共有を図ることが可能である。なお ver4 では、近年の災害事例において、全患者を搬送する病院避難が容易ではなく、現実には患者の一部を選定した搬送も選択されうることから、全患者を転院させる「病院避難」との差別化を図るとともに、病床拡張の困難性に配慮した用語の整理と避難の要否判断項目の絞り込みがなされた。

機能の評価	場（施設）危険	機能障害		制限なく機能維持
		機能回復不可	回復の可能性あり＊ or 一部機能障害	
病院行動評価群	診療継続不可		診療継続可	
	0	Ⅰ	Ⅱ	Ⅲ
とるべき行動	緊急避難	避難	機能維持	通常運用／病床拡張
	Step1	Step2	Step3	

付帯事項
ICU など特殊病床については別途評価と判断を付記
＊台風・落雷などによる一時的停電など、一定の時間経過により機能回復が見込める場合

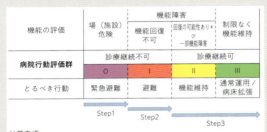

図7　病院行動評価群 Ver4（診療機能の継続性と拡張の評価）（文献2より転載）

発災前

STEP0　平時の準備・調査・把握
①非常時の備蓄・非常時代替
②日常病院での使用量を把握
③職員参集

発災後

STEP1　場の安全評価（即時避難要否）
火災・建物倒壊・津波・
原子力・土砂・水害

STEP2　患者の生命維持機能評価（当面24時間の評価）
酸素・電気

STEP3　衛生・生活機能評価と将来予測評価（長期的な機能維持ができるか否か）
①衛生（継続的医療）・生活機能評価
②資源の維持力評価：STEP0 の事前調査情報を基に将来予測評価
③職員の参集状況予測や支援予測に基づいて、翌日以降の行動評価群を検討

Step4　具体的な支援要請

図8　被災病院の評価ステップと行動確定（文献2より引用、一部改変）

［引用・参考文献］

1)　DMAT 隊員養成研修スライド.
2)　阿南英明ほか.「病院行動評価群 Ver. 4」による病院の被災状況の評価と対応の標準化. 日本災害医学会雑誌. 28（3），2023，85-8.

（高橋礼子）

災害発生時の支援者・受援者の対応法 ～能登半島地震・コロナ禍の教訓を活かす～

③ 避難所での対応

はじめに

避難所における医療者の役割

　避難所とは、災害の危険性があって避難してきた住民などを災害の危険がなくなるまでの必要な期間滞在させる、または、災害により自宅へ戻れなくなった住民などを一時的に生活させるための施設である。

　災害は、人々の生命・生活に大きな危害を加えるだけでなく、自治体のシステムや地域の保健・医療・福祉体制に大きなダメージを加え、長期にわたる機能停止を引き起こす 図1 。われわれ医療に携わる者の使命は、人々の生命と健康を守ることであり、被災地域全体の人々を対象に保健・医療・福祉を切れ目なく継続的に支援していくこととなる。発災直後からの病院支援や広域搬送などの救命医療はもちろんのこと、避難所にいる人々、特に慢性疾患をもった人、要配慮者に対して

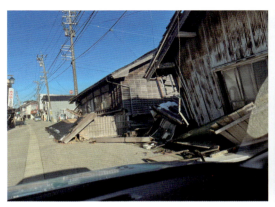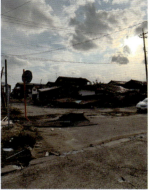

図1 令和6年（2024年）能登半島地震発生後の被災地の様子

の支援も重要である。

避難所に関するガイドライン・通知

　厚生労働省健康局総務課地域保健室は、平成23年（2011年）東北地方太平洋沖地震（東日本大震災）が起こった年の6月に「避難所生活を過ごされる方々の健康管理に関するガイドライン」[1]の通知を行った。その後も2017年7月5日に「大規模災害時の保健医療活動に係る体制整備について」（2022年の「大規模災害時の保健医療福祉活動に係る体制の整備について」[2]の通知に伴い廃止）や、新型コロナウイルス感染症（COVID-19）の状況を踏まえた「新型コロナウイルス感染症対策に配慮した避難所開設・運営訓練ガイドライン」[3]など、災害時の避難所の運営や体制整備に関する通知が発出されている。

　われわれ医療者は、支援者としてはもちろんのこと、いつ受援側になるかもしれないため、これらを念頭に置いて平時から準備を整えておく必要がある。

能登半島地震における避難所の状況

　避難所は、市町村長が指定する指定避難所・要配慮者に対応するための福祉避難所が主となるが、2024年1月1日に発生した能登半島地震では、孤立集落のインフラの深刻な被害から住民の命と安全を守るため、行政が対象地域の住民に対してホテルや施設への2次避難を強く呼びかけた。2次避難場所に入居できるまでの一時待機場所として、1.5次避難所が設置された 図2 。しかし、これらの避難所での生活が難しい場合や、自らの希望で自宅避難や車中泊、テント泊など、指定さ

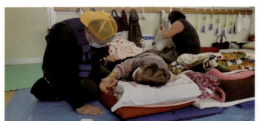
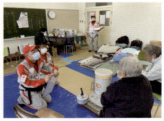
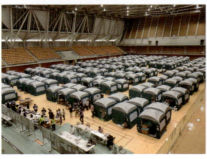
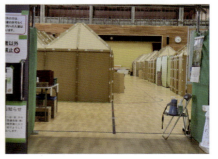

図2　能登半島地震発生後の避難所の様子
上：災害初期避難所、左下：1.5次避難所、右下：3カ月後の避難所

れていない場所での避難生活をしている人々も多いのが現状であるということはいうまでもない。

避難所支援者としてどう活動していくか
～CSCA に沿って～

避難所支援者としての活動について、「Command & Control（指揮と連携）」「Safety（安全確保）〔3S：Self（自分自身の安全）、Scene（現場の安全）、Survivor（生存者の安全）〕」「Communication（情報収集伝達）」「Assessment（評価）」の "CSCA" に沿って考えていきたい。

Command & Control

災害時の混乱期に的確な対応を行うためには、被災県の県庁・2次医療圏・市町村それぞれの階層に行政・警察・消防・自衛隊・医療などさまざまな機関が集まり、保健医療福祉調整本部を設置する必要がある。避難所は市町村が設置・運営の主体であり、活動する支援者は、地域の活動方針に沿うように具体的な活動計画を立てて活動する。そして、担当行政や避難所責任者が意思決定できるように支え、必要な情報収集共有を行い、早期に課題解決に向けて連携していくことが重要となる。

Safety

● Self

活動によっては長時間の活動を強いられることもある。適宜、休息をとれる体制・スペースの確保が必要となる。また、感染症のまん延を防ぐため、支援者間の感染対策はルールを設定し実践することが必要となる。定期的な連絡、余震などの発生時の安否確認ルールなどは、あらかじめ決めておく。

● Scene

支援に入る段階で、すでに避難所では避難者が生活を始めている場合が多いが、その場所は本当に安全なのか評価する必要がある。「避難所なんだから大丈夫」という目で見るのではなく、その先を見据えた評価が必要となる。また、感染症対策として隔離を要する場合がある。避難所管理者と十分に話し合い、必要な範囲での隔離を行う。

コラム　各避難所の状況に合わせた感染対策を

能登半島地震の際には、過剰な隔離対策を行ったことで、感染した避難者がほかの避難所に移ることを余儀なくされた事例もあったと聞いている。避難所管理者も十分な知識がない場合が多い。地域の中で最低限行うことを決めた上で、各避難所の状況に合わせた感染対策が必要となる。

● Survivor

生命と健康を守るということを念頭に置き、「ここで生活していけるのか」「どんな医療ケアが必要なのか」「個々人に必要となる（個別の）感染対策がとられているのか」「今後考えられる医療問題を防ぐために、必要な策はとられているのか」などを考慮した介入が必要となる。不安を感じていたり、危機状態に置かれていることにより過敏に反応する人も多いので、統一した対応、十分な説明を行い、孤立化しないような対応が必要とされる。

🎯 Communication

● 情報収集のためのツール

スマートフォン・衛星携帯・無線・SNS・インターネットなどを確認できるデバイスや、インターネットを確立できる機材、クラウドやドライブなどを持参し活用する。情報収集用紙は、地元で共有しやすい様式で統一することが望ましい。

● 集約したい情報

さまざまな機関が各々の活動を過不足なく行うために必要事項を集約する（具体的な視点のすり合わせが必要）。最大の目的は、命と健康を守るための情報を集めることである（具体的には、下記 Assessment を参照）。この際の注意点は、各機関が必要な情報を集めるために個々に避難所を訪問するのは避けるべきだということである。もし訪問する場合には、多組織合同チームを編成することを検討する必要がある。

🎯 Assessment

保健・医療・福祉に関わる支援者がアセスメントすべき内容について考えていきたい。災害時に行われるアセスメントには、「迅速（初期）アセスメント」「全体アセスメント」「課題別アセスメント」「定期的なモニタリングアセスメント」「復旧復興のためのアセスメント」などがある。

ここでは、急性期から亜急性期の活動で理解しておくべきものとして、「迅速アセスメント」「全体アセスメント」について記す。

● 迅速アセスメントについて

発災初期は投入できるリソースが制限されているため、通常の時間をかけた調査分析が行えない。そのような状況下では、優先順位を考慮して必要最低限に限定して情報収集を行うことが必要となり 図3 、「①緊急事態であること」「②災害の種別、災害の実態と広がり、進展の可能性」「③生命と健康への被害の現状と今後の予測」「④現在の緊急対応能力と救援が必要な事項」「⑤緊急にとるべき行動」といった順序で確認していく。この段階では限定的な情報となるため、それを考慮した上で「全体アセスメント」になるべく早く移行していく必要がある。

アセスメントに使用されるツールとして、災害時保健医療福祉活動支援システム（disaster/digital information system for health and well being、D24H）がある。

災害発生時の支援者・受援者の対応法 ～能登半島地震・コロナ禍の教訓を活かす～

（別添2）

施設・避難所等ラピッドアセスメントシート（OCR対応様式）

□の欄は、使用可能・該当・対応済であれば、✓を入れてください　　　ver.20210907

＊ A：充足　B：改善の余地あり　C：不足　D：不全

避難所コード

調査日	20　　　年　　　月　　　日 AM　　　PM	#A-D 選択式の項目が全て A 評価になるまで連日記入　# 人数は概算可

調査者氏名		調査者所属	
電話連絡先			

施設名		固定電話	
所在地		携帯電話	
		FAX	

避難所運営組織	□	代表者名	

避難者数（人）（A）	内訳 男性（人）		内訳 女性（人）	
食事提供人数（B）	避難所以外の避難者数（推計）今食事提供人数（B）－避難者数（A）			

避難者数（再掲）	昼間人数（人）	夜間人数（人）	車中泊数（人）
	75歳以上（人）	未就学児（人）	乳児（人）

ライフライン／通信	飲料水	A～D	食事	A～D	使用可能トイレ	A～D
	電気		ガス		生活用水	
	固定電話	□	携帯電話	□	衛星電話	□ データ通信 □
医療支援	救護所設置	□	医療チームの巡回	□		

避難所の環境	清潔度	A～D	毛布等寝具	A～D	室温湿度管理	A～D	手洗い環境	A～D
	トイレ清掃		土足禁止		ごみ集積場所		ペット収容所	
	男女別更衣室		男女別トイレ		男女別居住スペース		障害者用トイレ	
	感染予防・除菌用物品		パーティションによる区切り		授乳室等母子専用スペース		段ボールベッド	

伝達事項	

問合せ先：芝浦工業大学 システム理工学部 市川 学（m-ichi@shibaura-it.ac.jp）

保健医療福祉調整本部及び保健所は、当該保健医療福祉調整本部及び保健所の指揮等に基づき活動を行う保健医療活動チームに対し、避難所等での保健医療活動の記録及び報告のための統一的な様式を示すこと。

この場合において、医療、保健、福祉分野の横断的な情報連携に当たっては、「令和元年度医療・保健・福祉と防災の連携に関する作業グループにおける議論の取りまとめについて（情報提供）」（令和2年5月7日厚生労働省大臣官房厚生科学課健康危機管理・災害対策室事務連絡）を踏まえ、各分野の関係者が共通で把握しなければならない事項について、被災者及び避難所に関するアセスメント調査票（別添1及び2 図3左）を参考にすることが望ましいこと。また、被災者の診療録の様式については、「災害診療記録2018 報告書」（平成30年11月、災害時の診療録のあり方に関する合同委員会）及びその様式（別添3）を、避難所の状況等に関する記録の様式については「災害時の保健活動推進マニュアル」（令和元年、日本公衆衛生協会・全国保健師長会）及びその様式（別添4）を参考とすることが望ましいこと。※別添2について、今後更新する可能性があるところ、厚生労働省ホームページにおいて、常に最新の資料を掲載することから、使用に際しては、同ホームページの確認をお願いする。
URL: https://www.mhlw.go.jp/stf/seisakunitsuite/bunya/0000055967.html

図3 施設・避難所等ラピッドアセスメントシート（左）と厚生労働省からの通知（右）
（文献2より引用）

● 全体アセスメントについて

全体アセスメントにおいては、被災地域の全体の保健医療課題の全体について、どんな問題があり、どんなニーズがあるかのスクリーニングを行う。必要な項目は、「①被害状況」「②医療」「③衛生環境」「④食事と栄養」「⑤避難所の生活環境」「⑥自宅避難者・車中泊避難者の状況・避難所とのつながりの有無」「⑦メンタルサポートの必要性」「⑧緊急時や対応困難時における本部や救援者との連絡方法」「⑨救援のニーズと優先度」である。支援体制と被災地の環境が整い次第、なるべく早く行う。記録ツールとして、全国保健師長会で作成された避難所日報などがある。これらを保健医療福祉調整本部で一覧表としてまとめ、課題抽出、対応決定を行っていく。

● アセスメントを行う際の注意点

行政や避難所管理者、保健衛生や診療を担当する専門職やチームが、情報共有し相互に連携できるよう、収集する情報の内容および収集方法の共有が必要である。支援者は、保健医療福祉調整本

部に集約された、アセスメントから得られた情報を元に、支援に必要な保健・医療・福祉に関する問題をピックアップしていく。

　緊急の医療問題に対応することはもちろんではあるが、介護的な問題、環境問題などを考慮し、今後必要になるだろう健康問題を予防していくこと・最低限に抑えることを考慮し、早期介入を検討していく。そのためには、市町村や避難所管理者、避難所にいる避難者に意思決定してもらえるような説明が必要となる。支援者はこれらが実行できるよう、より具体的な情報が必要となることを念頭に置く必要がある。

まとめ

　「こうするべき！」「できていない！」というアセスメントではなく、地元の平時の保健・医療・福祉の体制に合わせ、「どうしたらできるようになるか」という視点、いずれは地元にハンドオーバーしていくということを念頭に置き、地元の意思決定を支援するための活動が重要となる。

受援者としてどう活動していくか（事前準備について）～CSCA に沿って～

　受援者としての活動について、"CSCA" に沿って考えていきたい。

Command & Control

　受援者は、自分たちも被災者であり混乱した状況ではあるが、「地域の文化」や「大切にしたいこと」を支援者に対し具体的に伝えることが、その先も活動を継続していくために必要となる。支援に入ってくる者は、その地域のことを知らない場合が多い。地域における平時の保健・医療・福祉体制に沿った活動を行ってもらうため、支援者を導くための人を継続的に配置する体制を作っていくことが重要となる。また混乱した中で突然、災害対応を行うということは不可能なため、事前に過去の災害時の経験などを確認し、平時から準備を整えておくことがとても大切になる。

　いずれは支援者がいなくなることを踏まえて、慢性期～復興に向けても関係機関が連携していけるような体制整備は必須となる。

Safety

● Self

　支援者のことを考えると、「自分が休むわけにはいかない」と無理をしがちとなる。そうなることを予測し、「SOS を出せる」ような交代人員の配置ができる体制を作るなど、事前から心構えをしておくことが必要となる。支援者に任せる部分、自分たちが行うことについて、事前から決めておく、もしくは発災後、支援者と話し合っていくことも必要なことだと考える。

● 災害発生時の支援者・受援者の対応法 〜能登半島地震・コロナ禍の教訓を活かす〜

2章
③
避難所での対応

● Scene

避難所に指定されている場所、そこでの備蓄、状況について、日ごろから訓練などを通じて把握しておくこと、また、その地域の保健・医療・福祉それぞれのキーマンとの関係構築を平時より行い、早期から必要な介入が行えるような体制を整備しておくことが必要となる。

また、平時の避難所計画では定型的な場所の明示しかされていない避難所も多い。定型に当てはまらない場合はどうするのか、感染症対策上の設定など踏まえ、医療的な視点での意見も共有しておくことが大切となる。

● Survivor

避難所生活に関連した医療問題、その後の災害関連死に関し、事前の啓発が必要となる。地域のコミュニティーを尊重した上で、避難所生活初期から、避難所で病気になったり、関連死を迎えたりする可能性を織り込んだ上で生活が行えるよう準備が重要となる。より具体的な避難訓練を計画し、避難者本人が災害時に自助共助していけるよう努めていけるような体験ができるように整えておくと良い。

Communication

● 情報収集のためのツール

スマートフォン・衛星携帯・無線・SNS・インターネットなどを確認できるデバイスやインターネットを確立できる機材、クラウドやドライブまた避難所内の情報共有として掲示板などを活用する。電源確保の準備や、充電ルールの作成などの準備を行っておく。

● 集約したい情報

支援者が情報収集する、p.46の「Assessment」に記した内容を把握していくことで、問題解決につなげられるということを知っておくことが重要となる。日頃からのコミュニティー形成も、難しいが必要であることを知っておくことも大切なことである。

Assessment

避難所内から発信できるような仕組み作りも必要となる。「保健医療福祉調整本部はどんなことをしてくれる場所なのか」「避難所に来る支援者はどんなことができるのか」、さらに「避難所の生活環境を改善していくにはどうしていけばよいのか」ということなど、地域の行政や避難所管理に携わる人たちを中心に学習会や訓練を行うことで、その避難所の本部機能の向上が期待される。

まとめ

「災害だからしょうがない」「あっちの地域のほうがひどいから我慢しよう」「避難所なんだからこんな感じで仕方がないか」——受援者はそう感じることも多い。しかし、避難所環境が災害関連死に大きく関係することは、過去の災害の検証で述べられている。保健・医療・福祉それぞれの関

Emer-Log 2024年 秋季増刊

係者が、互いの活動目標や活動内容の意味を知った上で連携できるような機会を設け、ともに自分たちが持っている力を十分に発揮できるような体制を整えておくことが重要だ。徐々に支援者がいなくなり、地元の人員だけの平時の保健・医療・福祉の体制に戻る時期がくることを念頭に置き、災害初期からの保健・医療・福祉体制について考えておく必要がある。

用語解説　1.5 次避難所

　令和 6 年（2024 年）能登半島地震では、被災地のライフラインの状況などを鑑み、被災者の命と健康を守ることを目的に、環境の整った施設・ホテル・旅館などへの 2 次避難を呼びかけた。そこへの移動の調整がつくまでの間、一時的に過ごす場所を 1.5 次避難所と呼んでいる。

［引用・参考文献］

1) 厚生労働省. 避難所生活を過ごされる方々の健康管理に関するガイドライン（平成 23 年 6 月 3 日版）. https://www.mhlw.go.jp/stf/houdou/2r9852000001enhj-att/2r9852000001enj7.pdf（accessed 2024-05-17）
2) 厚生労働省. 大規模災害時の保健医療福祉活動に係る体制の整備について（令和 4 年 7 月 22 日）. https://www.mhlw.go.jp/content/000967738.pdf（accessed 2024-05-17）
3) 厚生労働省. 新型コロナウイルス感染症対策に配慮した避難所開設・運営訓練ガイドライン（第三版. 令和 3 年 6 月 16 日）. https://www.mhlw.go.jp/content/000794047.pdf（accessed 2024-05-17）
4) 内閣府（防災担当）. 避難所における良好な生活環境の確保に向けた取組指針. 平成 25 年 8 月（令和 4 年 4 月改定）. https://www.bousai.go.jp/taisaku/hinanjo/pdf/2204kankyokakuho.pdf（accessed 2024-05-17）
5) 内閣府（防災担当）. 避難所運営ガイドライン. 平成 28 年 4 月（令和 4 年 4 月改定）. https://www.bousai.go.jp/taisaku/hinanjo/pdf/2204hinanjo_guideline.pdf（accessed 2024-05-17）
6) 本間正人編.［特集］もしもに備える！お役立ちマニュアルすぐに動ける災害医療のこれだけは！エマージェンシー・ケア. 31（3）, 2018, 204-47.
7) 國井修編. 災害時の公衆衛生：私たちにできること. 東京, 南山堂, 2012, 437p.

（髙寺由美子）

診療所における
災害支援活動の実際

はじめに

　2024年に発生した令和6年能登半島地震は、地域に甚大な被害をもたらした。この地域は「日本の未来」といわれており、超高齢化、超少子化が起こっていたが、そこに今回の大地震が発生してしまった。被災地では多くの家屋が倒壊し、道路が寸断され、医療提供の継続が困難な状況に陥った。そのような中で、診療所や高齢者施設などで勤務する看護師は不安を抱えながらも地域医療を実践し、被災者を支え続けた。平成23年（2011年）東北地方太平洋沖地震（いわゆる東日本大震災）で被害を受けた岩手県の三陸沿岸地域も、同じ課題を抱えていた。今回の能登半島地震の教訓を生かすことが、これから日本各地で起こるであろう大規模災害の対応の発展に寄与すると考えている。

かかりつけ医機能を維持するため

　まず、診療所が機能維持するためには、スタッフのための備蓄などを準備する必要がある。また今回の能登半島地震で初日から活動が可能だった診療所では、事前にBCP（Business Continuity Plan：事業継続計画）を作成し準備をしていたことが、活動できた大きな理由だったといわれている。また、かかりつけ医機能を維持するために、遠隔医療の実践によるオンライン再診を行ったほか、日本医師会災害医療チーム（Japan Medical Association Team；JMAT）同伴でかかりつけ患者の所在地まで航空機や車両を活用して向かうなどの支援を実施した。

診療所での看護師の対応、現場では何が起きるのか?

● まずは自分自身の安全を確認。その後可能なら診療所の状況を確認する

まず、災害発生直後は、自分自身や家族の安全を確認する。安全を確認できた後に、可能なら診療所の状況を確認する。その後の支援のあり方（交代など）についても事前に話し合いが必要である。自分たちだけでは継続した体制ができない場合、JMATとともに、被災地域の医療を安定化させるための活動を行おう。

また発災した直後は、災害の規模が大きければ大きいほど、誰にも連絡がとれない可能性がある。そのため発災したときの対応について、スタッフ全員で事前の話し合いを行っておくと良い。今回の能登半島地震では、BCPに基づき、自院に自家発電機や食料を確保していたため、発災当初から被災者支援だけでなく、押し寄せる発熱患者の外来対応支援を可能にした事案もあった。

● 状況によっては片づけなども支援チームに依頼しよう

また、発災直後の診療所は物が散乱しており、すぐに診療ができるような状況ではない。片づけには何週間もかかる場合もあり、また破損があれば修繕が必要であるが、発災直後はそのような支援の可能性は低い。気をつけなければならないこととして、水や電気がないから診療できないという場合だけでなく、精神的なダメージを負ってしまい、ただ現状を悲観して何もできないことも大いにありうる。自分たちですべて背負うのでなく、情報を収集しにやってくる医療チームに対して、救急対応が落ち着いている時点で、診療所の片づけや外来支援、巡回診療支援、高齢者嘱託医支援などを依頼することも検討する。

● 支援チームとの連絡ツールを整えよう

また支援チームも、毎日多くの異なるチームが来ていたり、情報が混乱して統合されていないため、毎回同じことを聞かれる事案が多発する。それにより被災している診療所のスタッフとしてはかなり疲弊してしまう。その場合には、統一したフォームやヒアリング内容を引き継がせる体制を構築する必要がある。診療所支援に来たJMATと調整を行い、皆さんが疲弊しない体制を提案してもらう必要がある。

感染症が増える被災地の医療支援について

今回の災害発生後は発熱患者が診療所に多く押し寄せた。こうした状況では、トリアージ（緊急度と重症度による患者の優先順位づけ）が必要となる。重症の患者が来院した場合の手順について

も、地元医師会と連携したJMATと話し合っておく。また、インフラの破壊により医療資源が限られる状況に陥ることが予想されるため、看護師は迅速かつ的確なトリアージを行い、重症患者の優先治療を行う必要がある。

心のケアについて

被災者の心理的なサポートも重要である。被災者の中には、精神的ショックやストレスを抱える人も多く、心のケアが求められるため、JMATと調整を行いつつ対応していく必要がある。また自分や自分の家族、同僚も含め、心のケアの必要性を考えつつ、必要に応じてストレスチェックなどを行い、相談し、対応を進める必要がある。

具体的な活動について

フェーズごとに、対応する目的と内容は変化する。急性期と慢性期で考えていく。

急性期

- 自分、家族の安全、同僚や診療所の安全を確認しよう。可能であれば、地域の被災状況も確認しよう。
- JMATは発災後少し時間が経ってから派遣されるため、それまでは災害派遣医療チーム（Disaster Medical Assistance Team；DMAT）など超急性期に活動する組織と情報共有を行おう。
- 診療所に発熱患者などが押し寄せることもある。トリアージの実施によって、より重症な患者から対応するために、患者の状態を評価し、治療の優先順位を決定しよう。
- 重症患者に対して応急処置が必要な場合、まずは救急車や医療チームによる搬送を依頼しつつ、可能な限り迅速に応急処置を行って状態を安定化させよう。
- 急性期から心理的サポートの重要性を認識しつつ、できるかぎり心が被災しないように、注意深く周囲を見守ろう。被災者だけでなく、自分や自分の家族、そして同僚に寄り添い、心理的なケアを提供できるか検討する。必要に応じてJMATと相談し、災害派遣精神医療チーム（Disaster Psychiatric Assistance Team；DPAT）や日本赤十字社のこころのケアチームの派遣要請などを検討しよう。
- 診療所にアクセスしてくる医療チームを活用し、地域の医師会やほかの医機機関、支援団体との連携を図りつつ、情報共有を行い、支援体制構築を依頼する。

慢性期

急性期（発災直後）には、外傷や急性疾患の治療が中心となるが、時間が経つにつれて慢性期に

移行し、慢性疾患の急性増悪が増加するため、災害関連死を抑止する視点でのマネジメントに切り替える必要がある。慢性疾患の管理だけでなく、リハビリテーションの実施や感染対応が可能な連絡網の構築、レイアウトの変更指示、検査キットなどの供給が重要となる。看護師は事前に対応を考慮し、必要な医療を提供するために心の準備も含め対応が求められる。

また診療所では、以下の事柄について事前に把握や対応などに努めよう。

🎯 求める支援と情報提供について

● **医療物資の提供**：継続した医療を提供するために、枯渇している医療物資の供給体制が必要である。

● **人的支援**：看護師や事務職員は休みなく勤務する場合があるので、その負担軽減のため、追加の医療スタッフの派遣依頼を考慮する。

● **心理的支援**：心のケアが必要な人が必ず出てくるので、そのときに相談できる体制を事前に構築しよう。また、どの程度が相談するレベルかわからない場合が多いので、その点についても専門のスタッフからマニュアルの提供なども行ってもらう必要が出てくる。

● **インフラ支援**：電力、上水道、下水道、通信、診療所のエアコンや医療機器の故障、建物自体の耐震強度について、申し送りができる体制を構築しつつ、早急な復旧を求める。

🎯 診療所での医療スタッフや医療資機材、医薬品の受け入れについて

支援チーム（例：JMAT）が到着すると、診療所スタッフが経験したことのない、受け入れの調整が必要となってくる。追加の医療スタッフや医療資機材が投入されたら、診療対応が向上し多くの被災者の診察が可能となるが、その反面、負担も増大するので、負担を軽減するために、看護師は自ら動くことも重要であるが、時に管理に徹する必要がある。

● **迅速な情報共有**：現状を定期的に把握し評価することで、支援チームに状況を正確に伝えつつ、必要な支援を明確にする。

● **現地調整**：被災地で管理している支援者と連携し、医療チームを結びつけて、効率的な医療提供を行うよう努める。

● **ロジスティクス**：支援に来た人材や提供された資機材や医薬品を、適切に配置する。

🎯 事前に準備しなければならないこと

実際に被災してからでは動けないため、事前に以下の計画を実行する必要がある。

● **事前の受援計画の策定**：医療支援チームが到着する前に、受援計画を立て、対応を準備する。受援計画の具体例を簡単に 表1 に示す。

● **事前の役割分担の明確化**：診療所のスタッフと医療支援チームの役割を明確にし、効率的な連

> **表1** 受援計画の具体例
>
> 1. 院内のスタッフの状況を把握し安全が確保されているか確認
> 2. 院内のインフラ状況、建物の被害状況、医療機器が稼働可能かどうかの状況を確認
> 3. 診療を再開するにあたり、どの程度の診療を行うか決める
> 4. 診療を再開するにあたり、どのような支援が必要か評価する
> 5. 診療を継続するにあたり、必要なスタッフやその家族への支援内容
> 6. 以上を確認し、継続が無理だと判断した場合の対応
> 7. 再開するにあたり何が必要か評価し行政や医師会への支援要請
> 8. スタッフの連絡網の構築、定期連絡方法についての取り決め

携を図る。

● **事前の定期的なミーティングの策定**：支援チームと定期的にミーティングを行う計画を事前に立て、状況の共有と計画立案の検討を行うようにする。

急性期から慢性期への移行の注意点について

　急性期から慢性期へのスムーズな移行はとても困難である。まずは困難であることを自覚し、事前の対応を計画することや、適宜調整しなければならないことを意識する必要がある。医療支援チームが提供する急性期の医療支援から、慢性期のケアやリハビリテーションへの移行を円滑に行うためには、関係する組織も増えるし、継続的な支援計画を立てる必要がある。そのためには、支援内容について検討が必要となる。

● **継続的な人的支援**：長期的な支援体制の確認と、必要なニーズに合わせた関係機関のスタッフの派遣を依頼する。

● **医療資機材、医薬品および不足しているインフラの支援**：継続的な医療物資の供給体制の構築を依頼し、インフラ復旧までに電力、水、下水関連のトイレ、通信などの支援を依頼する。

● **教育支援**：初めての災害を経験し、経験したことのない活動に対して不安が残る。外部の支援を通じて、被災地に合う活動ができるようになるための教育を支援してもらうことも重要になってくる。

被災してしまう前に、被災地で活動する前に必要な備えについて

　平時ですら医療現場は多忙を極めているし、いつ起こるかどうかわからない災害に対して事前に検討されることはあまりないと言っても過言ではない。しかし、実際に被災した人が同じように口にするのが、「発災してからでは遅い」ということと、「事前にもう少し知っておけば」という後悔である。後悔しないためにも、最低限の知識を持っておく必要がある。特に被災地で活動するときには、「被災したらどうなるか」「被災しながら活動するときには何に注意すればよいのか」そして

「受け入れをどうするのか」を事前に知っておく必要がある。

そのために、事前に以下のことを検討する必要がある。

- **災害対応マニュアルの作成**：診療所ごとに、発災した直後に集まるのか集まらないのか、集まるなら事前の決まりごとや備蓄の使い方など、スタッフと家族用の災害対応マニュアルを作成し、定期的に見直しを行う。
- **訓練とシミュレーション**：定期的に訓練を実施し、スタッフの対応力を向上させよう。
- **非常用備蓄の確保**：医療物資だけでなく、スタッフ（もしくは患者用も含めて）の食料、水などの非常用備蓄を検討し、ローリングストックも含めて定期的に点検する。

コロナ禍を経て得た教訓

今までの災害対応は、感染症の対応とは別の災害カテゴリーとして扱われてきた。しかし、2020年にコロナ禍を経験し、通常の災害対応時に感染症の対応を同時に求められるようになった。実際に令和6年能登半島地震では、避難所（1次、1.5次、2次も含め）の感染対策は必須であり、現場では新型コロナウイルス感染症（COVID-19）だけでなく、インフルエンザウイルス感染症、ノロウイルス感染症の対応を強いられた。そのため、これからの災害対応には必ず感染症対応も念頭に置いた計画が必要になる。

- **パンデミック感染症対策の強化**：感染症対策の重要性を再認識し、適切な感染防止策を講じる。
- **遠隔医療の活用**：遠隔医療技術を活用し、リモートでの診療や相談を行う。
- **柔軟な対応体制**：災害時における柔軟な対応体制を確立し、迅速に対応できるようにする。

能登半島地震を経て得た教訓

地域医療連携強化の重要性

都市型の災害対応とは違う視点で対応しなければならない。大災害の発生後は地域の医療連携の強化への支援が必要となるが、能登地域は元々、医療資源が乏しいといわれている過疎地域のため、平時から地域の医療機関と地元行政の保健福祉関係部局との連携を強化し、行政も地域医師会も災害時の対応力を向上させる必要がある。

心理的支援の重要性

また、被災者だけでなく、医療従事者への心理的支援の必要性を認識し、サポート体制を整える必要もある。さらに時間の経過とともに、急激な支援の低下が予想されるため、長期的な視点での支援体制の必要性を認識し、慢性期まで継続的かつシームレスに対応できる準備を行う必要がある。

まとめ

　診療所における災害支援活動は、看護師を中心とした医療従事者の対応力に大きく依存している。災害発生時には、迅速かつ適切な対応が求められ、急性期から慢性期までの継続的な支援が重要となってくる。今回の能登半島地震を含めた過去の災害で得られた知見を広げつつ準備を行うことで、たとえ被災したとしても被災地域の医療が継続的に行われ、地域住民の健康と安全が守られることを願っている。

（秋冨慎司）

MEMO

⑤ 在宅看護での対応

はじめに

　災害が発生すると地域の保健医療福祉体制は大きな影響を受け、被災地域は外部支援者と連携し災害に対応する。本稿では、2020年からの新型コロナウイルス感染症（COVID-19）対応と2024年に発生した令和6年能登半島地震への対応について、筆者らが経験した在宅医療・看護に関わる事柄について記述する。

COVID-19の対応

　筆者らは災害派遣医療チーム（Disaster Medical Assistance Team；DMAT）事務局として、2020年2月以降、武漢からの帰国者へ、また、横浜港でダイヤモンド・プリンセス号[1]、長崎港でコスタ・アトランチカ号[2]への対応などを行い、その後、札幌市[3]、大阪市、仙台市などの都市でクラスターが多発した際、その対応も行った[4]。基本的には市保健所のマネジメント支援であるが、大阪市内では医療が逼迫して入院困難事例が発生し、患者宅を訪問する必要性にも迫られた。当初、患者が脱水状態であっても点滴の1本すら打ってくれる医療機関が見つからず、また酸素飽和度（SpO_2）も90％以下でなければ救急搬送されることもなかった[5]。クラスター施設にも訪問してくれる在宅医や、多くの医療機関が対応を躊躇する中で専門性に関係なく訪問してくれる医師などに助けられた。

　特に筆者自身が在宅診療の意義を感じたのは、2021年5月である。北海道では2020年末にクラスターが発生したが、このときは札幌市で感染者が増加し、入院できない患者が在宅で増えた。そのため、酸素ステーションを設置し、医療管理下に患者を置く体制を設置するとともに、周辺の市町村でも患者対応を要することとなった。筆者は江別保健所管内を担当することとなり、実際の訪問は訪問診療所の医師と看護師が担い、自宅での酸素濃縮器の設置、ステロイドや抗凝固薬の投薬、

健康管理、生活の補助などを行った[6]。在宅医協議会がコロナ患者の在宅診療を担った市もあった。

コロナ禍ではさまざまな理由からCOVID-19患者を診察しない医療機関が多かった。しかし日ごろ、在宅医療を担っている医療職によって、COVID-19患者が受診でき、安全が確保され、安心が提供されたことが重要であった。

能登半島地震の対応

2024年の能登半島地震で大きな被害を受けた石川県珠洲市は、能登半島最先端に位置し、人口1万2,947人（2022年12月31日）[7]、高齢化率53.2%[8]（2023年10月1日）と県内で最も高齢化率の高い市である。筆者らは発災後より珠洲市健康増進センターにおいて、DMATのマネジメントを含む、地域保健医療福祉調整本部の運営支援を行った。

珠洲市内には2カ所の訪問看護事業所があり、隣町の看護事業所も市内一部の患者を担当していた。珠洲市内の2カ所のうち1カ所は、珠洲市総合病院訪問看護室である。もう1カ所は看護小規模多機能型居宅介護事業所であり、震災後、泊まり利用者は広域避難で不在となった。職員避難に伴う離職や、自宅被災から職員が施設内へ避難を要する状況となり、しばらくは事業再開が難しい状況となった。

珠洲市総合病院訪問看護室は2000年4月に設置された、病院併設の指定訪問看護事業所である。体制は365日24時間対応で、2023年12月には40名の患者を対応していた。2022年は3,774件、2023年には2,308件の訪問件数がある。珠洲市では2023年5月5日にも地震を経験している（令和5年奥能登地震）。その際には、訪問先で地震に遭遇した職員もいたという。

2024年の能登半島地震は、前年の奥能登地震と比しても珠洲市内の被害が広範かつ深刻であり、①職員自身の被災から参集が困難な職員もいたこと、②通信網の遮断から利用者の確認ができないケースがあったこと、③処置や介護量が多い患者が入院できなかったこと、などが令和5年奥能登地震との違いであったという。今後の課題として、①訪問中や運転中に被災した場合のスタッフの安全確保、②長時間停電時の電気機器への対応、③電波状況や道路状況など早めの情報収集手段の確保、④（急性期後）訪問患者数の減少、などが挙げられた。

災害時の訪問診療・看護

災害医療の分野では、危機管理・防災分野と保健医療分野の連携の難しさがたびたび取り上げられる。在宅看護を要する患者の多くは、避難行動要支援者である。能登半島地震では、要支援者の金沢市などへの広域避難が実施されたが、地域から対象者を探す際、避難行動要支援者名簿を活用することができなかった。連絡のとれるケアマネジャーの持つ情報を基本に、保健師の訪問情報を加味しながら対象者を決定していった。一方、保健医療福祉調整本部は珠洲市総合病院や訪問看護

事業所の支援は行っていたが、広域避難の観点で訪問看護事業所と連絡をとったことはなかった。

　病院や高齢者福祉施設では、発災時、すでに患者や利用者がその施設内にいるので、地域が被災した場合、患者・利用者の直近の健康状態を把握しやすく、避難を実施する場合にも病院や施設に搬送車両などを送ることで避難を実施できる。一方、在宅患者は地域に分散しているため、リアルタイムでの状態把握や搬送といった対応が難しい。

　実際に災害が起こると、①職員の招集の難しさ、②安全確保、③対応に要する時間の長時間化、から、すべての利用者の元に行くことは困難である。以前、平成23年（2011年）東北地方太平洋沖地震（いわゆる東日本大震災）や水害の経験のある地域包括支援センターでお話を伺った際、「災害が起こると実際に発災直後の対応は難しい。勤務の問題、浸水や道路の損壊など道も悪く、対象者の家にたどりつけない。事前の準備をすることしかできないと思います」と聞いた[8]。このことを関係者とともに、患者・利用者も理解する必要がある。災害時、訪問できない場合のシナリオも想定し、その旨を患者・利用者に伝えておくことは重要である。広域災害が発生した際に、DMATも十分に被災地に展開できないことが指摘されている。事業所やかかりつけを越えて、その地域にある資源でどこまで対応できるか検討する必要がある。十分な検討もないまま、「何かあればすぐに来ます」と実現不可能なことを伝えることは避けなくてはならない。その時点で自助・共助力が削がれてしまう。

　2021（令和3）年の災害対策基本法改正では、避難行動要支援者名簿の作成が市町村の努力義務となった[9]。個別避難計画は住民の自助・共助の観点からも防災意識を高める上で重要なことであるが、患者・利用者の優先順位が示されていないため、発災時、実際のオペレーションとして利用者・患者の対応を行う場合には、さらなる情報把握が求められることになる。

事前のシミュレーション

在宅の患者・避難行動要支援者へ適切な順序で対応するための事前情報整理

　医療機関などの支援の優先順位を事前にシミュレーションする仕組みはあるが、自宅などで暮らす患者や避難行動要支援者の優先順位をあらかじめ検討する方法は確立していない。この瞬間に地域で災害が発生したら、どの利用者から対応を進めていくべきか。これをあらかじめ把握しておく必要がある。各事業所には各事業所の優先度があるが、地域の中での優先度と一致するかはわからない。

● 情報を整理すべき項目

　避難行動要支援者に関して、個別避難計画を作成する際に、優先度をつける作業は行われている。その際に、考慮すべきポイントとして「地域におけるハザードの状況（洪水・津波・土砂災害などの危険度の想定）」「避難行動要支援者本人の心身の状況、情報取得や判断への支援が必要な程度」「独居などの居住実態、社会的孤立の状況」が挙げられている。平時、これを調べるだけでも大変

な作業であり、災害時に無計画であれば何も成し遂げられない。

> **コラム** **珠洲市総合病院訪問看護室での事前情報整理**
>
> 珠洲市総合病院訪問看護室では「訪問患者災害対策用一覧表」として、以下の項目を整理していた。
> ①総患者数（内訳：担送、護送、独歩）、それぞれの内訳の氏名
> ②在宅酸素療法患者（氏名、人数）
> ③独居（氏名、人数）
> 　月に１回、この一覧表の見直しも行っていたという。珠洲市総合病院訪問看護室では、地震が頻発するようになったこと、大雪による停電があったことを教訓として 2022 年から珠洲市の居住エリアごとに訪問看護室の担当者を配置し、災害時に誰が安否確認を行うのかを決めていた。加えて患者ごとに災害時の避難場所、平時の連絡先とは別にもう一つ災害時の緊急連絡先を把握するようにした。
> 　また「災害発生時の訪問看護室の動き」として、アクションカードも整備していた。この中では、対応患者の優先順位の高い者として「在宅酸素療法（home oxygen therapy；HOT）あるいは医療機器利用者（人工呼吸器・持続携行式腹膜透析〔continuous ambulatory peritoneal dialysis；CAPD〕・自動腹膜透析〔automated peritoneal dialysis；APD〕・吸痰）」「独居患者」を挙げており、今回の地震でもその対象者の安否確認と安全確認を進めた。在宅酸素の対応について、日頃より患者には酸素ボンベの切り替え、停電時の対応は練習していたが長時間の停電やボンベが供給されないことは想定していなかった。現在は慢性呼吸器疾患の認定看護師とともに災害マニュアルの修正を検討しているという。1月2日までに7名の在宅酸素患者の対応を終えることができた。

● **災害時に地域在宅医療をコーディネートする重要性**

　珠洲市内２カ所、隣接の能登町１カ所の訪問看護事業所が、市内の患者に対応していた。地域に少数の事業所しかないのであれば、連携は事業所間で直接行うことも可能だが、事業所の数が増えればマネジメント体制の構築が必要と思われる。災害時には地域に保健医療福祉調整本部が設置されるが、必ずしも在宅医療に詳しい者がいるとは限らないので、地域在宅医療関係者の中から災害時のコーディネーターとなる者を選んでおくことも一法である[10]。

　現時点で公的な設置はないが、例えば 2021 年の COVID-19 流行の際、北海道札幌市では札幌市在宅医療協議会では関係者がまとまり、自宅療養者に対応する仕組みをつくった[11]。このときの業務が、災害時在宅医療コーディネーターの業務ともいえる。在宅医療コーディネーターがいることで外部支援者や行政との連携も円滑になり、また個々の在宅医療関係者の能力も十分に生かすことができるようになった。

● **課題が残る経営的な支援方策**

　能登半島地震では、高齢化社会の中で多くの高齢者が広域避難となり珠洲市を離れた。また断水と下水の復旧の目処が長期に立たず、この原稿を書いている 2024 年 5 月 21 日時点でも、トイレや入浴に不便がある。そのため住民が積極的に珠洲市に戻っていける状況ではない。デイサービス利用者や診療所・病院の受診者数も震災前より減少しており、経営的な面でも困難な状態が予測され

る。経営的な支援方策は未だ脆弱であり、急性期を乗り越えた地域の大きな課題である。

とにもかくにも安全第一
～在宅医療関係者の二次被災は絶対に防ぐ～

CSCATTT に基づく対応

　在宅医療の文脈でも、災害医療の基本原則CSCATTTに基づいた対応が必要である。前半のCSCAはマネジメントであり、後半のTTTは実際の支援である。最初のCはCommand and Control（指揮と連携）であり、横のつながり、縦のつながりが意識される。平時から地域内同業者、市町村担当課など行政との連携、また災害が発生した場合には、災害拠点病院や保健所、市町村役場などに設置されるDMAT活動拠点本部を含めた地域保健医療福祉調整本部との連携を図る必要がある。

　特に安全確保（CSCAの2番目のS；Safety）については重要である。筆者自身、2015年に発生した平成27年9月関東・東北豪雨の際、常総市内で浸水した道路を進み自チームが自衛隊に救助されるという経験をし、安全確保の重要性を痛感した 図1 。安全確保の基本は3Sであり、Self（自分自身の安全）・Scene（現場の安全）・Survivor（生存者の安全）とされる。在宅看護の文脈

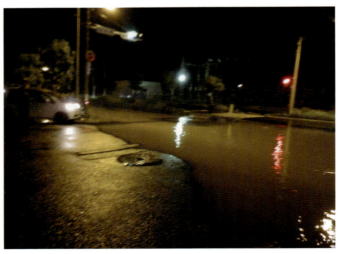

図1　浸水した茨城県常総市国道294号 山田南交差点
　　（2015年9月）
水没していなかった交差点がみるみる浸水した。隊員はこの中を徒歩で市役所に向かい、身動きがとれなくなり自衛隊に救出された。「まずい」と思って引き返しても、浸水は進めば出発地点が安全とはいえない。浅く見えても浸水域へは決して入ってはいけない。

災害発生時の支援者・受援者の対応法 ～能登半島地震・コロナ禍の教訓を活かす～

で考えれば、まず訪問看護師自身の安全が確保されなくてはならない。その上で患者宅の安全確保をしなくては、患者へは対応できない。

平時からハザードマップで被災状況を想定。発災時には最新の被災状況を把握する

　平時には、まず地域のハザードマップをよく検討しておく必要がある。ハザードマップは災害種別ごとに自治体が準備しており、市町村ホームページなどでも閲覧できる。ただしこれは事前の想定であるので、実際の被災状況と異なることがある。そのため最新の被災状況やライフライン状況を、自治体発表や関係団体の情報から把握する必要がある。その際、単独の事業所ではさまざまな資源に制約があるため、地域に設置される保健医療福祉調整本部と連携するほうがよい。

バディシステムの実行

　バディシステム（buddy system、信頼できる相手と行動すること）の実行も重要である。ダイヤモンド・プリンセス号内では、筆者は看護師やロジスティシャンと2名体制で客室の訪問をしていたが、江別市での対応の際には、人員の不足から一人で患者宅を訪問することもあった 図2 。また、どこでPPE（個人防護具）を着用するかも大切な視点である 図3 。能登半島地震では、道

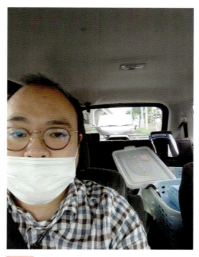

図2　筆者一人で運転し、患者宅訪問（2021年5月、北海道石狩市）
この時点で、すでに「鼻マスク」である。もし相棒（buddy）がいれば、適切に注意してくれたはずである。筆者はこの翌日、COVID-19を発症した。停車中とはいえ、写真撮影も危ない。

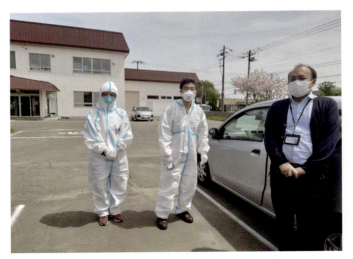

図3 江別訪問診療所の日下院長、訪問看護師と筆者（2021年5月）

当時、江別訪問診療所では診療所から防護服を着用し活動。運転上のリスクは増すが、感染リスク低減という点では利があった。一方、地域では「防護服を着て自宅に来られると、感染者がいることが近所に知られてしまう」と言う住民もいたため、筆者（右端）は私服で訪問、玄関内でPPEを装着した。この8日後、筆者は発症した。

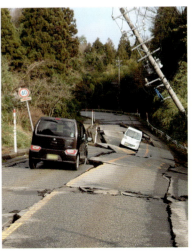

図4 珠洲市に向かう国道249号（2024年1月、石川県能登町）

夜の移動もしたが、道の寸断や家屋の車道への倒壊など、被災地の道路には多くのリスクが潜む。被災地は冬の日本海側であり、さらに雪による路面状況の悪化も加わった。

路の被災に加え、疲労や慣れない道の運転など、移動のリスクが高まった 図4 。行動を共にする相手（buddy）がいれば、リスク認知や運転の交代などリスク回避策の幅が広がる。珠洲市総合病院訪問看護室の記録では「1月5日、在宅へ訪問2件開始。道路寸断、ひび割れで3倍近く時間がかかる。危険なためNs.2名体制。訪問先は薄暗く、ライトを照らし処置を行う。暖房なく寒い。体調悪化が心配。悪路のため訪問できない箇所あり」とあり、急性期の対応の難しさがみえる。

おわりに

　在宅患者の災害対応は、対象者も地域に分散しているゆえ対応が難しい。それゆえ、関係者の連携が重要になる。災害時には達成することが難しいことも多く、できないことはできないことと認識し、平時、地域でそのことを共有する中で、できることは一つでも着実に進めていく必要がある。

謝辞

　本原稿を執筆するにあたり情報提供および内容の確認をいただいた、江別訪問診療所の日下勝博先生、珠洲市総合病院の出島彰宏先生、澤谷薫・訪問看護室長に感謝いたします。

［引用・参考文献］
1) 近藤久禎ほか. ダイヤモンド・プリンセス号における DMAT 活動. 日本災害医学会雑誌. 27（Suppl.），2022，3-6.
2) 長崎文献社編. COVID-19 長崎大学の挑戦：新型コロナウイルスパンデミック記録集：2020.1-2021.9（第 1 波 - 第 5 波）：長崎大学病院・熱帯医学研究所・大型クルーズ船コスタ・アトランチカ号集団感染編. 長崎，長崎大学，2023，251p.
3) 館石宗隆. 札幌市の新型コロナ感染症対策. 前掲書 1)，40-4.
4) 若井聡智ほか. DMAT 事務局が実施した保健所・対策本部支援活動. 前掲書 1)，80-2.
5) 読売新聞. 医療ルネサンス：No.7609［コロナの現場］あの時、私は II 妊婦奮闘 8 日目医師来訪（2022 年 9 月 17 日 朝刊）.
6) 小早川義貴ほか. 江別保健所管内における往診体制整備. 前掲書 1)，153-6.
7) 珠洲市. 統計すず. 令和 5（2023）年版. https://www.city.suzu.lg.jp/uploaded/attachment/5300.pdf（accessed 2024-5-22)
8) 小早川義貴. 令和 5 年度厚生労働行政推進調査事業費補助金（地域医療基盤開発推進研究事業）：大規模災害時における地域連携を踏まえた更なる災害医療提供体制強化に関する研究：分担研究報告書「災害時における地域包括ケアに関する研究」. 2024，in press.
9) 内閣府. 防災情報のページ：避難行動要支援者の避難行動支援に関する制度的な流れ. https://www.bousai.go.jp/taisaku/hisaisyagyousei/yoshiensha.html（accessed 2024-5-22)
10) 小早川義貴ほか. 令和 4 年度厚生労働行政推進調査事業費補助金（厚生労働科学特別研究事業）：分担研究報告書「災害時や新興感染症拡大時等における在宅医療を提供する医療機関等への支援体制についての調査研究：災害医療の視点からみた災害時在宅医療分野の整備」. https://mhlw-grants.niph.go.jp/system/files/report_pdf/ 災害医療の視点からみた災害時在宅医療分野の整備 _0.pdf（accessed 2024-5-22)
11) 大友宣ほか. 札幌市における新型コロナウイルス感染症自宅療養者の在宅医療体制づくり. 日本在宅医療連合学会誌. 3（suppl.-1），7-10.

（小早川義貴）

⑥ 高齢者施設での対応

はじめに

　高齢者が利用する社会福祉施設の体系は複雑であり、施設の種別によって勤務する医療者、介護士の必要数が異なる。また、受け入れ対象となる利用者の医療・介護の依存度も異なる。つまり、災害時に各々の施設で対応可能な人的資源や可能な処置、入所者の状態などが異なるため、支援者には施設の種類を考慮した支援が求められる。本項では、入所型老人福祉施設を中心に記述することとする。

高齢者と高齢者施設（社会福祉施設）の特徴

高齢者の身体的特徴

　健康長寿ネット[1]によると、高齢者の身体的特徴として、①長年の使用により臓器機能が低下している、②潜在能力（予備力）が低下しストレスからの回復力が低化しているため、病気にかかりやすく治りにくい、③恒常性維持機能の低下により、外部環境の変化に適応する能力が低下している、④複数の病気や障害を抱えやすい、⑤ADL（日常生活動作）能力が低下しやすい、⑥典型的な症状に当てはまらないことが多い、⑦重篤化しやすい、とされている。

災害が高齢者に与える影響

　災害が発生すると、高齢者がフレイルを起こす環境になりやすい。もともと介護を必要としていなかった高齢者も、身体を動かす機会が減り、食事内容が調整しづらく、健康に気を配れない状態に陥って、介護を必要とする状態になってしまう。また、もともと介護を必要としていた高齢者は、介護を提供する施設が被災することで、介護を受けられない状態に陥ってしまい、さらに介護の必

要性が増す可能性がある。地域社会や周囲とのつながりが重要であるため、避難して、従来属していたコミュニティのつながりが崩れてしまうと、孤独になり、精神的なストレスを引き起こし、心身の健康に影響を与える可能性がある。

社会福祉施設の医療提供体制 表1 [2]

社会福祉施設の体系は複雑で、提供される医療サービスもさまざまである。施設の種類によって医療スタッフの配置の有無や状況が異なる。医療提供が常駐医師によるのか、外部医療機関との連携によるのかは重要である。さらに、看護師の配置も常駐、訪問そして個別対応などさまざまである。日中、看護師が常駐している施設でも、夜間は看護師が不在であることも多く、利用者の状況が悪化し、吸痰が必要になっても対応できない。このような中で災害時には、医療継続が困難になる。

社会福祉施設の特徴（脆弱性）

社会福祉施設における人的資源の課題として、大半の施設が利用者に対して必要とされる最低限に近い職員数で運営されていることが挙げられる。そのため、災害時に職員が出勤できなくなった場合、施設運営継続に極めて大きな影響を及ぼすことになる。また、業務の大半を担っているのが医療専門職ではない。施設の職員は一般的に医療対応経験が少なく、医学知識も少ないことを前提にしておく必要がある。

そのほかの資源として、医療資機材や衛生材料などの物資備蓄が少なく、停電や断水などライフラインが障害された場合への備えも十分でないことが多い。また、事業継続計画（business continuity plan：BCP）策定率も依然低いといわれており、自治体や他施設との災害時連携が進められている施設も少なく、地域で取り組む災害訓練もほぼ実施されていないと考えられる。

また、高齢者施設では集団で食事をしたり、さまざまな活動をしたりすること自体がリハビリテーションとなり、非常に重要な意味を持つ。そのため、新型コロナウィルス感染症（COVID-19）まん延時に「密」を避けることが困難であった。認知症を有する入所者は徘徊行動もあり、行動制限やマスク着用を強要することが難しいだけではなく、行動制限や隔離をすることが入所者のADL低下や健康状態悪化につながることも考えておかなければならない。

災害時の社会福祉施設の情報収集 [3, 4]

社会福祉施設の情報を収集し整理することが困難である理由として、以下が挙げられる。
- 医療と福祉の行政担当主体・部局が異なることが多い。
- 社会福祉施設は数も多く、災害時に支援者が情報共有できるシステムも普及していない（医療機関の数十倍の数であることが多い）。
- 社会福祉施設の運営形態や運営母体がさまざまである。

表1 社会福祉施設の種類（文献2より引用）

区分	福祉施設の種類	医師 常駐	看護師 常駐	看護師 入所者100名としたときの配置基準	介護士 入所者100名としたときの配置基準（GH・軽老除く）	気切	胃ろう	点滴	受け入れ介護度	認知症（△はなし〜軽度）	看取り	居室 多床室の有無
介護保険施設	特別養護老人ホーム	△（ほぼ非常勤）	○	3名	31名	×	△	×	3〜5	○	△	あり
	介護老人保健施設	○ 1名	○	9名	25名	×	○	×	1〜5	○	△	あり
	介護療養型医療施設	○ 3名	○	17名	17名	○	○	○	1〜5	○	○	あり
	介護医療院 類型I	○ 3名	○	17名	17名	○	○	○	1〜5	○	○	あり
	介護医療院 類型II	○ 1名	○	17名	20名	×	○	×	1〜5	○	○	あり
介護保険関連施設	認知症高齢者グループホーム	× 協力医療機関	×	×（置いているところもある）	4名（入居者10名の場合）	×	×	×	要支2〜5	○	△	無
	有料老人ホーム	× 協力医療機関	×	訪問看護利用*3	訪問介護利用*3	×	×	×	自立〜5	△	△	無
	サービス付高齢者向け住宅	× 協力医療機関	×	訪問看護利用*3	訪問介護利用*3	×	×	×	*2	△	△	無
生活困難者等対応施設	軽費老人ホーム・ケアハウス	× 協力医療機関	×	30名に1名、100名に2名	1〜3名（入居者10名の場合）*3	×	×	×	自立〜要支援	△	×	無
	養護老人ホーム	× 協力医療機関	×	訪問看護利用	訪問介護利用	×	×	×	*1	△	×	無
	生活支援ハウス	× 協力医療機関	×	訪問看護利用	訪問介護利用	×	×	×	自立〜1	△	×	無

＊1：介護保険施設ではなく、経済的などの理由から高齢者を受け入れる施設であったが、現在は訪問介護を利用して暮らす方も増えている。

＊2：自立や軽度の方が多いが、施設によって差がある。

＊3：特定施設入居者生活介護を利用している場合は、看護師3名、介護士31名。

● 社会福祉施設における通信手段の確保が十分でない。

社会福祉施設を管轄する主体が市町村であり、行政の中で担当部局が、医療と福祉分野で分かれていることも多い。また、社会福祉施設（中でも介護保険施設）の形態・設置主体など体系が複雑であるため、災害時に、各々の施設に対してどのような支援が必要かを把握するのも困難である。

そのため、災害発生時には、保健・医療に加えて福祉分野も統合した「保健医療福祉調整本部」を設置するように、2022（令和4）年7月22日、厚生労働省から通知された[3]。また、災害発生時に、社会福祉施設などの被災状況を迅速かつ正確に情報収集し、適切な支援につなげることができるよう、高齢者関係施設についても災害発生時における被災状況などを把握するシステムを構築し、2021（令和3）年度から運用が開始された[4]。

支援者側に求められる高齢者施設の特徴を踏まえた災害対応[2]

被災地域本部における情報管理

情報収集手順

社会福祉施設の情報を収集し整理することが困難であるため、前述のように、災害発生時には、各々の施設に対してどのような支援が必要かを把握するために、保健・医療に加えて福祉分野も統合した保健医療福祉調整本部が設置される。

実際、全国の社会福祉施設でCOVID-19の集団感染が問題となったが、施設での感染発生を早期に覚知するために、各都道府県の本部でさまざまな工夫がなされていた。社会福祉施設での感染発生情報を早期に覚知するための手段としては、①自治体や保健所の新規陽性者報告班から上げられる社会福祉施設での発生報告、②地域のクラスター支援医療チームからの報告、③福祉施設などから福祉介護担当課経由での報告を、それぞれいち早く入手することである。その具体例として、沖縄県の情報収集手順を 図1 に示す。このような事例は自然災害時にも参考になる。ただし、感染症の場合は、発生報告が義務化されていたことに留意する必要がある。

支援施設の優先順位

また、災害発生時は、施設からのすべての支援ニーズに対応できる状況ではないため、支援すべき施設の優先順位を決定しなければならない。そのために、保健医療福祉調整本部では、支援チームの分配と支援方針、優先順位を決定するための一覧表を作成し、項目ごとに整理する必要がある 図2 [2]。整理すべき項目は、施設の現状分析と方針で整理する項目であり、施設種別や基本情報と、発災以降の医療提供体制状況、建物・ライフライン状況、人的資源（職員出勤）状況、物的資源状況、その他である。この中で、不具合が生じている項目に対して支援が必要になる。

また、施設種別も医療提供に関係するため、検討が必要である。医療提供体制に加えて、人的資

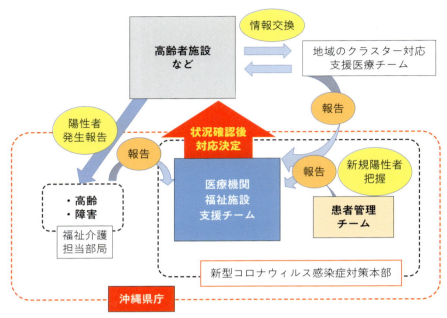

図1 沖縄県における高齢者施設などの陽性者発生の覚知と対応

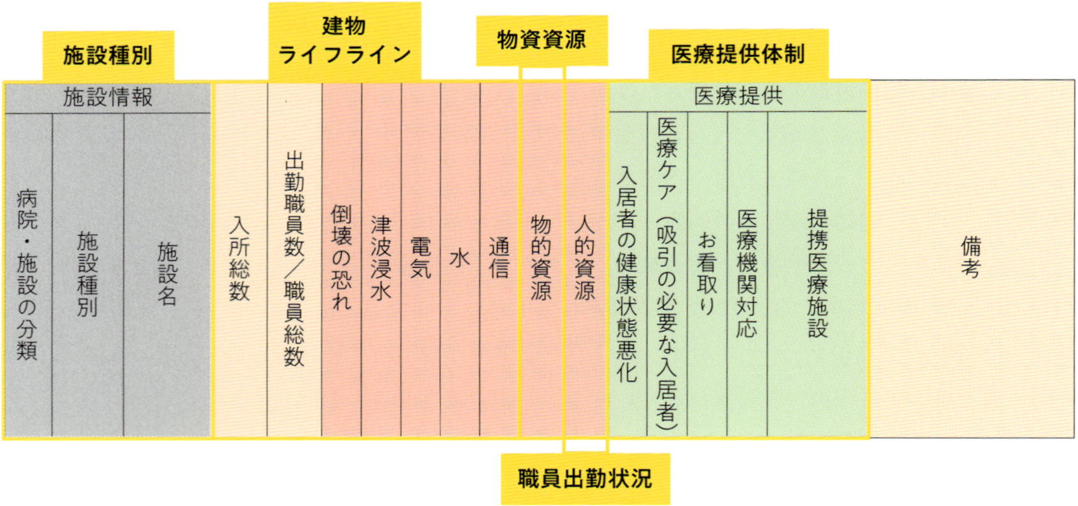

図2 社会福祉施設への支援の分配の考え方(文献2より引用)
COVID-19集団発生施設支援からみえた、優先順位付けに必要と考えられる項目。

源、物的資源などを考慮し、「当日中の対応」「当面、電話連絡などでのフォロー」「対応終息まで経過観察」のカテゴリーに分類して対応する。COVID-19のクラスター発生施設を管理する際の優先順位付けの基準が参考になる 表2 [2]。

個々の施設での支援

災害発生初期の対応

施設には一定程度、継続的な医療提供が必要な利用者がいる場合があるため、緊急医療を必要とする利用者への対応が最優先される。

被災施設での情報管理

把握する情報の項目は、基本的に被災医療機関で把握する項目と大きな違いはない。通常の病院支援と同様の項目（評価、取りまとめ、ならびに具体的な支援方法）に従って対応が可能である。施設に訪問または連絡して情報を把握・整理し、現状分析と課題を抽出する。それらを基に決定した対応方針を、施設職員に周知し共有することが重要である。

施設避難

施設建物の倒壊のおそれや浸水被害などがあり安全を確保できない場合や、復旧の見込みが立たないライフラインの途絶などで生活環境が確保できない場合には、早期に施設全体の避難が必要となる。

また、施設入所者の一部避難（入院）となるのは、災害による外傷や全身状態の悪化などで医療が必要になった場合、ADLが悪くて多くの人的資源を要する場合、施設環境の悪化に適応できない場合、そして社会的判断などで避難が必要となった場合などである。避難先としては、社会福祉施設への搬送が理想であるが、通常の受け入れキャパシティーを考えると、施設で短期に大量の受け入れをすることは困難である。域外搬送（長距離搬送）することも検討は必要であるが、搬送手段・搬送先確保の問題がある。したがって、地域の急性期病院や災害拠点病院への一時的受け入れが想定される。

表2 クラスター施設を管理する際の優先順位付けの基準（クラスター管理分類表）（文献2より引用）

記号	状況	対応
★	状況が不安定で緊急対応が必要	連日訪問
☆	安定化のために支援が必要	連日電話かつ必要に応じ訪問
△	状況は落ち着いて対応はほぼ終了。ただし施設内に陽性者あり	フォローアップのために必要時、電話/LINEなど
□	施設内に陽性者なし。解除確認待ち	解除日に確認連絡
空白	初期検査中	検査結果確認後、対応方針確定
―	解除済み	

急性期病院の職員は、認知症や身体的・精神的障害を有する施設利用者への対応に不慣れであるため、社会福祉施設から緊急避難的に地域の急性期病院（災害拠点病院）へ一時的入院となった場合、短期間で疲弊してしまう。また、長期の入院自体がADL低下を招き、利用者本人にとっても望ましくない。そのため、早期に急性期病院から慢性期病院やほかの社会福祉施設などへの二次転院が必要となる。それらの搬送調整には、熟練した人材の活用が必要である。組織横断的に調整するソーシャルワーカーやケアマネジャーが担当することを考慮する。2024年に発生した令和6年能登半島地震では、ケアマネジャーが高齢者施設からの避難調整に活躍した。

　なお、同災害で避難所に避難した際に、プライバシーを重視しすぎるあまり、テントなどを使用して隔離し、かえってADL低下や健康状態悪化を引き起こしてしまう事例があったので、注意が必要である。

● 医療支援

　まず、緊急医療を必要とする利用者がいれば、医療機関搬送を含めた支援をする。次に、施設における従来の医療提供体制や連携している医療サービスの供給体制を確認し、それを継続できるように支援する。それらが対応困難な場合には、医療や薬剤提供の支援を行う。また、（新興）感染症蔓延時の医療支援では、行動制限や隔離が入所者のADL低下や健康状態悪化につながることも考えておかなければならない。COVID-19対応では「密」を避けるために陽性者や濃厚接触者を隔離したことにより、集団感染終息後にもかえって病院搬送が増加した施設が認められた。

● 人的支援

　行政の支援を受け、看護・介護などの人員派遣の調整を行う。以前は被災した施設に介護士の支援が行われた事例はほぼなかったが、能登半島地震で初めて被災した施設への介護士支援体制が整理され実施された。

　施設は元来、利用者数に比較して職員が少なく、普段、医療的判断をしている看護師が出勤できない場合には、ケアが適切に行われなくなり、死に直結することになる。そのため、入所者に実施すべきケアの優先順位の整理が重要である。ケアの優先順位は、まず生命に直結するもの（例：吸引や食事、飲水、停電に伴う冷暖環境変化への対応）、次に利用者の衛生に関わるケア（例：排泄介助、口腔ケア）を考慮して支援する。

● 物資補給支援

　高齢者は恒常性維持機能の低下により、外部環境の変化に適応する能力が低下しているため、冷暖房環境の整備状況が入所者の健康に影響を与えるので、特に電気や灯油、冷暖房器具の補給支援を行うことも重要である。当然のことながら、食事、水（飲料用だけでなく、口腔ケア・陰部洗浄などで使用）の補給支援を実施する。

高齢者施設（受援側）に求められる災害対応

（発災前）事前対応

施設間の連携

　災害時に職員が出勤できなくなった場合、施設運営継続に大きな影響を及ぼすことになる。そのような状況に備えて、施設グループ内や同業種間での支援体制を確立しておく方法も有用である。

BCP 策定と訓練（BCM；business continuity management：事業継続マネジメント）

　BCP を策定する際は、自施設の災害に対する脆弱性を確認しなければならない。自施設建屋の耐震性や浸水ハザードマップで危険性を確認し、災害発生時の対応を事前に想定しておく。災害発生時のライフラインの途絶状況を考慮して、水・食事の確保や冷暖房環境の整備をするために必要となる備蓄量の見積もりを行い、可能な限り備えておく。

　BCP を策定したら、それを検証するために災害訓練を実施する。施設単独で訓練を行うことが困難な場合が多く、自治体や他施設とともに地域で取り組むことを推奨する。

医療提供体制に関わる備え

　施設種別によって医療提供体制は異なるが、災害発生時の入所者に対する医療提供体制について、嘱託医や外部医療機関と事前に取り決めておくことが重要である。

　COVID-19 対応の際には、普段行われていた医療提供が機能しなかった地域も多く、医療逼迫の原因となった。また、医療逼迫が起こっている地域では、施設からの入院が難しく、施設内で点滴や酸素投与が実施できる体制整備が必要である。施設内介護士にも、ある程度の医学知識を習得することが望まれる。また、施設内で一定程度の医療を行える体制を整えることで、地域の医療逼迫が緩和されることにつながると考える。

施設避難に関わる備え

　施設避難をする際の課題の一つは、入所者情報が避難先の病院や施設に正確に伝わらないことである。そのために、平時から入所者情報の整理と情報提供のための準備をしておくことが望ましい。また平時の救急医療でも問題となるが、COVID-19 対応の際には、不適切と思われる入院があり、医療機関への大きな負担となった。具体的には、「入所者の病状を考えると緊急性がないにもかかわらず、大半は急性期病院に入院になる」「陽性になると、入所者もその家族も入院を望んでいないにもかかわらず、入院させられる」、反対に「本来なら施設で最期を迎える予定であった終末期の入所者も『COVID-19 だけでは死にたくない』という理由で入院となる」などの事例があった。

　さらに、能登半島地震では、能登地域からの大規模な避難があり、県外への避難も行われた。能登地域は高齢化率が 50％を超え、施設入所者を含めて地元で長く生活した高齢者にとって遠隔地への長期に渡る避難が望ましいことなのか、ということが議論となった。そのため、高齢者施設では人生会議（advance care planning；ACP）の実施と施設職員間での周知は極めて重要である。

🔴 発災後

● 施設での初期対応

　日中、看護師が常駐している施設でも、夜間は看護師が不在であることも多く、利用者の状況が悪化し、吸痰が必要になっても対応できない。そのため、災害発生時には、看護師が夜間も対応できるように勤務変更することを考慮する。

● 施設避難での留意点

　避難をする際には、コミュニティ保持を考慮して、個々の入所者の搬送先を決定することが重要である。また、入所者情報や持ち物が散逸しない工夫も重要である。

まとめ

　高齢者施設は災害の影響を受けやすくハイリスク者の温床となりうるにもかかわらず、医療機関のような災害時支援の整備が不十分であるため、積極的な災害支援が必要である。その中で支援者には、高齢者と高齢者施設の特徴を踏まえた災害対応が求められる。また受援者は、自施設の脆弱性を把握して事前の備えをしておくことが重要である。

[引用・参考文献]
1) 健康長寿ネット. 高齢者の身体的特徴. https://www.tyojyu.or.jp/net/kenkou-tyoju/kenkou-undou/shintaiteki-tokucho.html
2) DMAT 隊員養成研修スライド.
3) 厚生労働省. 大規模災害時の保健医療福祉活動に係る体制の整備について. 令和4年7月22日. https://www.mhlw.go.jp/content/000967738.pdf（accessed 2024-05-27）
4) 厚生労働省通知. 災害発生時における社会福祉施設等の被災状況の把握等について. 令和3年4月15日. https://www.mhlw.go.jp/content/12000000/001159667.pdf（accessed 2024-05-27）

（若井聡智）

⬤ 災害発生時の支援者・受援者の対応法　〜能登半島地震・コロナ禍の教訓を活かす〜

⑦ 健康危機管理の現場におけるリスクコミュニケーション

はじめに

　2011年の福島第一原子力発電所事故をはじめ、わが国では公衆衛生が脅かされる緊急事態が発生するたびにクライシスコミュニケーションやリスクコミュニケーションの必要性が指摘され、対策も講じられてきたが、2020年にパンデミックとなった新型コロナウイルス感染症（COVID-19）対応の際も、問題が繰り返された。その理由の一つに、健康危機管理の文脈に適したリスクコミュニケーションを実装していないことが挙げられる。

　そこで本項では、クライシスコミュニケーションとリスクコミュニケーションの概念を整理し、危機下の特徴を踏まえた上で、医療支援を遂行する際に覚えておきたいリスクコミュニケーションの原則やポイントについて概説する。なお、本項で用いた国際機関などによる英語文献に関しては、前著[1,2]で翻訳や解説を行ったため、引用・参考文献はその日本語訳のほうを示している。

クライシスコミュニケーションとリスクコミュニケーションの概念整理

　公衆衛生の緊急事態が発生した際のコミュニケーションについて述べる際に、よく用いられる用語に、「クライシスコミュニケーション」と「リスクコミュニケーション」がある。そこで、まず用語の整理をしたい。

⬤ クライシスコミュニケーション

　米国疾病予防管理センター（Centers for Disease Control and Prevention；CDC）は、クライシスコミュニケーションを、以下のように定義づけている[1]。

　「クライシスコミュニケーションとは、組織を巻き込み、即時の対応を必要とする、組織

のコントロールを越えた、予期せぬ緊急事態についてパブリックに事実情報を提供するプロセスである。」

　情報の内容、形式、タイミングがよければ、被害を最小限に抑えられる可能性が高まるが、それができなければ被害の拡大や状況の悪化につながりかねない。クライシスコミュニケーションの目的は、予測不可能な緊急事態が発生したときの説明と説得である[2]。これに失敗すると、「この組織に緊急事態への対応を任せて大丈夫なのか」と、その対応能力について疑問視され、世評が傷つき、場合によっては事業存続の危機に陥ることもあるため、本分野では、イメージや世評・風評被害からの回復に焦点を当ててきた学問的歴史がある[2]。

🎯 公衆衛生の緊急事態におけるリスクコミュニケーション

　次に、公衆衛生の緊急事態におけるリスクコミュニケーションについて解説する。詳細は後述するが、危機下では平時のリスクコミュニケーションの応用では歯が立たない。このため、代表的な国際機関は、緊急事態の文脈に適したリスクコミュニケーションの定義や理論を開発して対策を講じている。

　世界保健機関（World Health Organization；WHO）は、公衆衛生の緊急事態におけるリスクコミュニケーションを以下のように定義付けている[1]。

　　「リスクコミュニケーションとは、深刻な公衆衛生の事象に対する準備段階、対応段階、回復段階を通して必要とされる、さまざまなコミュニケーションの原則、活動、情報の交換のことである。これは、対応責任のある行政当局、協力機関、リスク下にある（危険にさらされている）コミュニティの間で行われるものであり、情報に基づく意思決定、ポジティブな行動変容、信頼の維持がその目的である。」

　本定義は、WHO が危機管理理論「リスクマネジメントサイクル」を開発した 2012 年から示し、用いているものである。本理論では、事象の探知がなされると、①リスクアセスメント、②危機管理対策の実施、③評価、から成るリスクマネジメントのサイクルを、解決するまで回すことを示したモデルで、その中心にリスクコミュニケーションが置かれている。ここでのリスクコミュニケーションは、オペレーション的なコミュニケーションとパブリック（一般市民）へのコミュニケーションから成る[1]。

　COVID-19 パンデミックの初期では、ウイルスの性質もよくわからず、人類はまだこのウイルスの免疫を持っておらず、治療法も確立されていなかった。その中でどうやって感染制御をしたら自分や同僚、患者の身を守ることができるのか、限られた情報に基づき、行政と医療機関で働く従事者、患者・その家族などの間で、各自が最善の意思決定や行動がとれるようにコミュニケーションをとり、協働されたことだろう。これは、リスクコミュニケーションの一例である。

　それでも院内で、一病院だけでは手に負えない、大規模クラスターが発生してしまうこともある。メディアも注目しており、パブリックに対して院内の状況や対策について説明をすることが求めら

れ、患者家族に対して入院患者の最期の瞬間にも立ち会えない面会禁止措置への協力に向けて説得をしたりするのが、クライシスコミュニケーションの一例である。

2つの概念に関する国内外の動向

このように、これら2つの概念は微妙にニュアンスが異なる。

危機発生前後に行うのが「リスクコミュニケーション」、危機発生直後に行うのが「クライシスコミュニケーション」と、時期による分類もある[3]。また、「リスクコミュニケーションは平時や予測可能なとき、対応の結果により直接影響を受けることのない専門家が、意思決定とエンパワメントを目的に行うもの」、「クライシスコミュニケーションは予測不可能な緊急事態が発生したとき、危機の影響を受けた組織の職員が、説明と説得を目的に行うもの」と、タイミング・担当者・目的による分類もある[2]。

近年の動向としては、「クライシスコミュニケーションはリスクコミュニケーションの一つ」という考え方が増えてきている。

● WHOの動向

WHOのリスクコミュニケーションのトレーニングプログラムには、クライシスコミュニケーションの特徴ともいえる「世評管理」が組み込まれている。WHOが、上記の公衆衛生の緊急事態におけるリスクコミュニケーションに、クライシスコミュニケーションの要素を含めていることがうかがえる[1]。

● 国内の動向

文部科学省の「医学教育モデル・コア・カリキュラム（令和4年度改訂版）」では、「SO-01-05：健康危機管理」において、以下のように、リスクコミュニケーションが学修目標の一つとして明記されるようになった[4]。

「SO-01-05-01 健康危機の概念と種類、それらへの対応（リスクコミュニケーションを含む）
について理解している。」

これは、これから医学を学ぶ学生や健康危機管理を教える教員は、健康危機管理の文脈に適したリスクコミュニケーションを理解する必要がある時代になったことを意味するといえよう。これに伴い、わが国の公衆衛生大学院としての人材育成の第一歩も踏み出された。

筆者の勤める京都大学の公衆衛生大学院（医学研究科社会健康医学系専攻）では、2023（令和5）年度より科目「公衆衛生の緊急事態におけるリスクコミュニケーション」が新設され、筆者がその担当講師を務めている。

こうした国内外の動向を踏まえ、本項での用語は「リスクコミュニケーション」とし、それにはクライシスコミュニケーションの要素も含まれるものとして扱っていく。

> **コラム** **クライシス・緊急事態リスクコミュニケーション**
>
> 　最後に、上記とは異なる米国の動向も紹介しておきたい。「危機下では、クライシスコミュニケーション、リスクコミュニケーション、課題管理コミュニケーションを切り離すことができず、むしろこれらを合わせた概念が必要だ」[2]――このように考えた CDC は、「クライシス・緊急事態リスクコミュニケーション（Crisis and Emergency Risk Communication；CERC）」という概念を開発し、以下のように定義付けている[1]。
>
> 　「クライシス・緊急事態リスクコミュニケーション（CERC）とは、個人、ステークホルダー、またはコミュニティ全体が、ほぼ不可能な時間的な制約の中で、可能な限り彼らのウェルビーイングにとって最善の意思決定ができるように、また、クライシスの間、人々が選択の不完全な性質を最終的に受け入れるのを助けるための、専門家による情報提供の取り組みのことである。」

危機下の特徴

　リスクコミュニケーションに限った話ではないが、コミュニケーションにおいて文脈は重要である。わが国では、食品や医薬品分野、電磁波などのリスクコミュニケーションが充実していることから、危機下でもその応用が試みられてきた。しかしそれでは、歯が立たず、危機のたびにリスクコミュニケーションの問題が指摘された。

　そこで、まず、危機下の特徴を理解しておきたい。

情報の発信側の特徴

　危機下ならではの情報の発信側の特徴として、①厳しい時間的な制約がある、②不十分な情報を基にリスク評価を行い、リスクやその管理方法についての説明をしなくてはならない、③時間の経過とともに変化する状況やリスク評価に合わせてリスクの説明内容も変わる、④完璧とはいえない選択を受け入れてもらわなければならない、などがある[2]。

　ここで、平時との比較をしてみよう。筆者は電磁波のリスクコミュニケーションに携わってきたので、それを例にとると、電磁波のリスクは WHO が定期的にリスク評価をしており、数年前と現在のリスクが著しく変わるということも起こりにくい。このため、効果的なコミュニケーションをとるための戦略を、時間をかけて練ることができ、ステークホルダーとなる人々と丁寧なコミュニケーションをとることもできる。

　対して、COVID-19 パンデミック下のリスクコミュニケーションでは、様相が大きく異なる。突如発生した未知のウイルスに対する情報がほとんどない中でリスク評価がなされるわけだが、リスクコミュニケーションの担当者は不確実性が非常に高い内容について説明をしなくてはならない。また、数年前（2020 年）のリスク――治療法もワクチンもない中、ウイルスが変異する前――と、現在のリスクは大きく異なるが、そうして短期間で刻々と変化する状況に伴うリスク評価の結果を、

厳しい時間的な制約がある中で説明し続けることが求められる。さらに感染制御のため、入院患者との面会禁止や営業自粛など、平時ではありえない行動制限を、人々に受け入れてもらわなくてはならず、それによって引き起こされる悲しみや憤りなどにも対応することが求められる。

情報の受け手側の特徴

情報の受け手側の特徴としては、緊急事態下では情報処理能力が低下するため、情報を単純化して理解し、直感で判断する傾向にあることが挙げられる[2]。

わが国では、COVID-19 パンデミック初期から、密閉・密集・密接の三つの密の重なる「三密」が感染リスクの高い場所であるということが、専門家により伝えられ続けた。数年たった現在では定着した考え方だが、初期のころは、理解してもらえない場面もみられた。「A 病院でクラスターが発生した」という報道が流れると、情報の受け手側は三密の条件を考えるというよりも、むしろ、「A 病院が、いや医療機関が、感染リスクの高いところだ」と単純化・直感で判断し、自身にとって必要な受診が予定されていてもそれを控えたり、医療機関で働く医療従事者と接することがハイリスクであると捉え、スティグマを生んだりすることが起きてしまった。こうした悲しい出来事はまさに、人々が情報を単純化して理解し、直感で判断した一例である。

CERC の 6 原則

危機が発生したときに、命や健康を守るためには、人々の信用と信頼を獲得することが何より重要である。そのために、CDC は、以下の CERC の 6 原則を示している[2]。筆者は COVID-19 パンデミック対応者と協働する中で、本原則は、患者や一般市民だけでなく、危機対応を担う部下等にも幅広く使えると感じているので、翻訳に一部解説も加えて紹介しよう[2]。

原則 1：最初である（Be First）

危機への対応は時間が命である。情報のすべてが揃うまで待たずに、情報を迅速に伝えることが重要である。最初の情報源が、好まれるものとして人々の記憶に残る。

原則 2：正しくある（Be Right）

正確な情報は、人々に最善の意思決定をさせられるだけでなく、情報提供者としての信用を獲得する。これは必ずしも「情報提供者がすべてを知っていて、正しい」ということではない。わかっている事実や状況だけでなく、現在何がわからなくて、解明のために何がなされているかを、透明性をもって伝えることが重要である。

原則3：信用される（Be Credible）

危機下において、正直さと誠実さを妥協してはいけない。

原則4：共感の言葉を述べる（Express Empathy）

危機は危害を生み出すものであり、その苦しみを認識していることを言葉にして伝える。人々の感情、乗り越えようとしている課題に向き合うことで、信頼関係や安心して交流を行える関係（ラポール）を構築することができる。

原則5：行動を促す（Promote Action）

不安を鎮めるために「意味がある」と思える行動を人々に促すことで、秩序を取り戻し、コントロール感を高められる。

原則6：尊重の気持ちを示す（Show Respect）

精神的に傷つきやすいときに、相手を尊重するコミュニケーションをとることが特に大切で、それにより協力関係やラポールの構築が促される。

医療支援を遂行する上で覚えておきたいリスクコミュニケーションのポイント

次に、患者や被災住民などに対してリスクコミュニケーションを実践する際に覚えておきたいことをまとめる。

専門家と一般市民との「リスク認知」の違い

読者の中には、患者や被災住民などにリスクについての説明をしたのにうまく理解してもらえなかった、という経験をされた方もいるだろう。なぜこうしたことが起こるのか？その理由は、科学的に算出されたリスクと、リスク認知が異なるものだからである。リスク認知とは、リスクの特性や深刻性についての主観的な判断のことである[1]。

この判断の仕方が、専門家と一般市民では異なる。専門家のリスクアセスメントには、①科学的、②「受容できるリスク」が焦点となる、③リスクを比較する、などの特徴がある。これに対して、一般市民のリスクアセスメントには、①直感的、②「安全性」（ゼロリスクであること）が焦点となる、③個別の事例に焦点を当てる、などの特徴がある[1]。

災害発生時の支援者・受援者の対応法　〜能登半島地震・コロナ禍の教訓を活かす〜

リスク比較

上記の特徴の通り、専門家がリスクを判断する際にはリスク比較が用いられ、また、リスクを相対的に理解してもらうための説明の際にも、リスク比較が用いられることが多い。しかし、リスク比較には、許容されやすいものと、許容されにくいものがある。同じ内容でも、リスクとベネフィットの比較は許容されにくいが、あることをするリスクとしないリスクの比較は許容されやすいことが確認されている[1]。

● 許容されにくい「リスクとベネフィットの比較」

ワクチン接種を例にとると、以下が、リスクとベネフィットを比較した説明である。

> 重い副反応が、100万回に1回の頻度で起こることが報告されているが、このワクチンを接種することによる重症化を抑える効果を考えると、ベネフィットがリスクを上回る。

これを聞いた一般市民は「仮に重い副反応の確率が100万分の1だったとしても、自分がその1人になるかもしれないのに、ベネフィットが上回るとは言い切れないのではないか？」と感じたり、専門家が出した結論を一方的に押し付けられてしまうように感じたりするため、心理的リアクタンス（反発）が起きやすい[1]。

COVID-19パンデミックへの対策として、急遽ワクチンの開発・接種の推進がなされた。その際、「ワクハラ（ワクチンハラスメント）」という言葉までできたが、これも「一方的に押し付けられた」と感じたからこそ起きた心理的リアクタンスといえよう。

● 許容されやすい「あることをするリスクとしないリスクの比較」

同じ内容でも、以下のような、あることをするリスクとしないリスクの比較は、許容されやすい。

> ワクチンを接種するリスクとしてはこうした副反応があり、接種しないリスクとして重症化や人によっては死亡のリスクもある。

上記のように、するリスクとしないリスクの各リスクを整理した上で、「どちらにもリスクがあり、悩ましいですね」というトーンで、一緒に考えながら相手に結論を出してもらうように促すことで、結果的に受容されやすいのである[1]。

リスク認知とアウトレイジ

● リスク認知が高まりやすいハザードの特徴

リスクを高く認知しやすいハザードの特徴があり、その代表的なものとして、①非自発的に（選択の余地なく）被るものである、②よく知られていない、新奇なものである、③被害が時間・空間的に密集している、などがある[1]。

パンデミックを引き起こした新型コロナウイルス（生物的ハザード）、1995年のオウム真理教による地下鉄サリン事件で用いられたサリン（化学的ハザード）、2011年の福島第一原子力発電所事故により放出された放射性物質（放射性・核ハザード）といった、公衆衛生を脅かす緊急事態を引

き起こしたハザードはすべて、上記の特徴を満たしており、実際、リスクが高く認知された。

このリスク認知には、アウトレイジが大きく関わっている。「アウトレイジ（outrage）」とは、通常「怒り」と訳される英語であるが、ここでは、怒りのほかにも、恐怖、強い懸念、みじめさなど、リスクにより引き起こされたあらゆる感情を意味している[1,2]。

患者や被災住民など一般市民は、「アウトレイジを基に判断しており、怒りや恐怖などで心が揺さぶられるとリスクを高く見積る」「アウトレイジが引き起こされなければ、リスクを低く見積る」という判断の仕方をする[1]。例えば、国内で喫煙に関連する病気で亡くなる人は年間で12～13万人いると推計されている。同じ死者数でも、その原因が突如発生した未知のウイルスによるものであったら、タバコとは比べ物にならないほど高くリスクが認知されるだろう。これには、引き起こされたアウトレイジが影響しているのである。

● **アウトレイジが高まりやすい危機下でリスク説明をするときの留意点**

アウトレイジが高まり過ぎると、人間の情報処理能力は低下し、直感で判断しやすくなったり、引き起こされた恐怖をコントロールするためにリスク情報に対して反発・否定したり、スティグマを引き起こしたりする。このため、アウトレイジが高まりやすい危機下でリスクについて説明するときには、過度にアウトレイジを高めない伝え方をする必要がある。

ポイントは、①リスク情報と予防行動を同じタイミングで伝える、②現在、実施している危機管理対策の内容も伝える、の2点である[1]。要は、「大変な状況だけれども、そのリスクを避ける策があり、自分はその行動をとることができそうだ。また危機管理も適切になされているようだ」と患者や被災住民などに捉えてもらうことが、人々のアウトレイジを適切なレベルにして、予防行動をとる動機付けに役立てる秘訣である。

おわりに

本項では、クライシスコミュニケーションやリスクコミュニケーションの概念を整理し、危機下の特徴を踏まえた上で、医療支援を遂行する際に覚えておきたいリスクコミュニケーションの原則やポイントについて概説した。健康危機管理の現場でお役立ていただけたら幸いである。

[引用・参考文献]
1) 蝦名玲子. 公衆衛生の緊急事態にまちの医療者が知っておきたいリスクコミュニケーション. 東京, 医学書院, 2022.
2) 蝦名玲子. クライシス・緊急事態リスクコミュニケーション（CERC）：危機下において人々の命と健康を守るための原則と戦略. 東京, 大修館書店, 2020.
3) 吉川肇子. 健康危機管理時におけるクライシスコミュニケーションマニュアル. 厚生労働省科学研究費補助金（健康安全・危機管理対策総合研究事業）. 2008.
4) 文部科学省：モデル・コア・カリキュラム改訂に関する連絡調整委員会. 医学教育モデル・コア・カリキュラム. 令和4年度改訂版. https://www.mext.go.jp/content/20240220_mxt_igaku-000028108_01.pdf（accessed 2024-05-17）

（蝦名玲子）

⑧ メンタルヘルスケア

被災者のメンタルヘルス

　被災者のメンタルヘルスは、災害という非常に大きなストレスフルな出来事に対するストレス反応として捉えることができる 表1 。

　災害時に体験されるストレスとストレス反応は次のように分けられる 図1 。

① トラウマ（心的外傷）：自分が実際にまたは危うく死ぬ、深刻なけがを負う、性的暴力など、精神的衝撃を受ける、あるいは他者が目の前でそのような状況に遭遇していることを目撃することによって生じるトラウマ反応。間接的に、トラウマ体験を見聞きする際にも生じる。

② 悲嘆：自分にとって大切な人や物、職業、地域社会などを失う体験から生じる悲嘆反応。

③ 生活ストレス：災害によって、変化した生活環境（例：避難所や仮設住宅、ライフラインが途絶

表1　災害時に生じるストレス反応

身体	動悸、血圧の上昇、精神性の発汗、震え、頭痛、胸痛、腰痛、疲労感、下痢／便秘など
認知・思考	注意・記憶力の低下、思考力・判断能力の低下、過度に楽観的／悲観的な物の見方など
感情	茫然自失、不安感、恐怖感、怒り、イライラ、悲しみ、高揚感、喪失感、罪悪感（サバイバーズギルド）など
行動	不眠、落ち着きがなくなる、硬直する、アルコールやタバコの摂取量の増加、食欲低下／過食、被災現場に近づくことを避けるなど

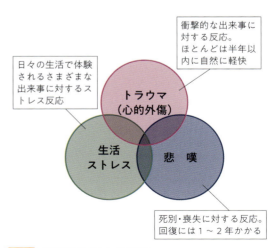

図1　災害時のストレス反応

した状態での生活、その他さまざまな行政手続きなど）の中で生じるさまざまなストレス反応。これらのストレス体験は、単一の場合もあれば、複数の出来事を体験している場合もある。

🎯 災害後のメンタルヘルス反応の経過

災害時には一過性のストレス反応が生じたとしても、多くの人々は徐々に反応が軽減し、時間の経過とともに自然に回復することが見込まれる。急性期以降、「茫然自失期」「警戒期」「ハネムーン期」「幻滅期」を経て、徐々に被災後の新たな環境へ適応していく経過をたどる 図2 [1]。

● 茫然自失期（発災直後～数時間）

多くの被災者には、強いストレス反応が生じる。危機的な状況に直面した際の生体反応として、闘うか逃げる（fight-or-flight response）か、あるいは身動きが取れない硬直（freeze response）のいずれかの反応、さらに思考面に「何が起こったのかわからない」など茫然自失の状態が生じるのは当然の反応である。

● 警戒期（数時間後～数日）

高い覚醒状態になり、注意力や警戒心が強まる。この時期に、被災地域の人々が疲れを感じず、活動し続けるなどの行動が認められるのは、高い覚醒状態が関連している。

● ハネムーン期（数日後～数カ月）

依然として高い覚醒状態が続くことによるイライラや多弁、落ち着きのない行動が現れる。なんとかして対処しようとする前向きな行動や愛他的な行動が生じる。

● 幻滅期（数カ月後～数年）

直後の混乱が収まり始め、現実がみえてくる時期である。個人や地域の復旧・復興に伴い、将来に目を向けることができるようになる。一方で、被災者の間の被害や復旧の格差から生じる怒りや抑うつ感、環境の変化や疲労の蓄積による無力感、倦怠感などが生じる。

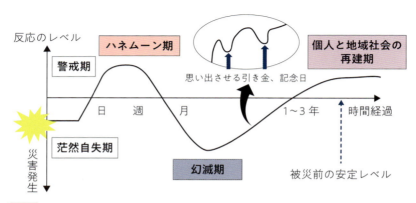

図2 災害後のメンタルヘルス反応の経過（文献1を元に作成）

以上のように、災害後の反応は、発災直後から数時間以内の急性期から時間とともに変化する。ただし、反応の種類、程度や順序などは個人差があり、さまざまである。また、出来事を思い出す引き金や出来事の起こった日（記念日）には、一時的に心理状態が悪化することがあり、回復の過程は一直線上ではない。自身で行うストレス対処、もしくは周囲の社会的資源から適切なケアやサポートを受けることによって、徐々にうまく災害後の生活に適応していくことができ、安定した心理状態を維持していくことができる。

しかし、一部の人々は、強く大きなストレス反応が続き、生活に支障が生じるようなメンタルヘルスの問題が生じる場合がある。

災害後のメンタルヘルスの問題

精神疾患の既往のある人々は、災害という出来事そのもの、そして発災に伴って治療の継続や服薬が中断されることによって、既存の精神症状の増悪や再燃が生じやすい。また、災害を契機に新たな精神疾患の発症、そして自殺企図、問題行動、不穏などの緊急のメンタルヘルスケアニーズが生じる場合がある。緊急のメンタルヘルスケアニーズが生じた場合は、災害派遣精神医療チーム（Disaster Psychiatric Assistance Team；DPAT）、あるいは地域の専門家（精神科医師、看護師、精神保健福祉士、公認心理師など）のサポートが受けられるようつなぐ。

以下、災害時に生じる代表的なメンタルヘルスの問題を示す。

● 急性ストレス障害（acute stress disorder；ASD）

災害直後から出現し、1カ月以内に消失する。症状は、後述するPTSDとほぼ同じであり、強い不安や不眠、イライラなどが認められる。

● 心的外傷後ストレス障害（post traumatic stress disorder；PTSD）

以下の症状が、出来事の後1カ月以上続いている場合に診断される（DSM-5、APA）。しかし、災害後数カ月経ってから症状が出現する場合もあり、注意が必要である。

- **侵入症状**：フラッシュバック、悪夢としての出来事の再体験。思い出したときに気持ちの動揺や、身体生理的反応（動悸や発汗）を伴う。
- **回避症状**：出来事に関して思い出したり考えたりすることを極力避けようしたり、思い出させる人物、事物、状況や会話を避ける。
- **認知と気分の陰性の変化**：否定的な認知、興味や関心の喪失、周囲との疎隔感や孤立感を感じ、幸福、愛情など陽性の感情が持てなくなる。
- **覚醒度と反応性の著しい変化**：イライラ感、無謀または自己破壊的行動、過剰な警戒心、驚愕反応、集中困難、睡眠障害が認められる。

● 抑うつ状態

抑うつ気分、興味と喜びの喪失、活力の減退、集中力と注意力の低下、自己評価や自信の低下、罪責感と無価値感、不眠、食欲低下などである。これらの変化は自覚することが難しく、身体症状

（動悸、震え、発汗、頭痛、肩こり、胸痛など）から気付かれることもある。災害時は被災者自身や周囲の人々も、自身の被災状況下での生活に注意が向き、周りの人々の変化へ注意を向ける余裕がないことも多く、気付かれづらい。

● **物質依存**

災害ストレスを軽減するために、アルコールやカフェインの摂取量の増加が起こりやすく、依存状態を作りやすい。避難所などで、日中から飲酒を行っているなどのリスクを見極め、早期発見から環境調整や保健指導などを行う。

● **複雑性悲嘆反応**

悲嘆反応が長期化し、日常生活や社会生活に支障が生じている場合を指し、専門的なケアや治療が必要となる。リスク要因として、複数の死別体験、死別の状況（突然の予期せぬ死、死別状況との関連、行方不明や身元の確認が取れない）、人為災害、遺体の損傷、社会的な孤立、経済状態などがある。支援者は、傾聴・共感を主軸に、悲嘆の個別性を理解した上でケアを行うことが求められる。

メンタルヘルスケアの原則

災害時のメンタルヘルスケアは、精神保健・心理社会的支援の階層 図3 [2)] に示されるように、衣食住など生きていく上で必要な基本的ニーズに対する支援が得られ、安心・安全感が保障されることが基盤となる。その上で、地域コミュニティおよび家庭の支援が得られることは、被災者が自分の力を用いて災害によって生じたストレス反応からの回復を促す支援となる。ピラミッド各層で行われる支援活動は相互に補完し合いながら、支援を必要としている人に提供される必要がある。同様の支援階層の枠組みは、新型コロナウイルス感染症（COVID-19）の拡大時においても国際ガ

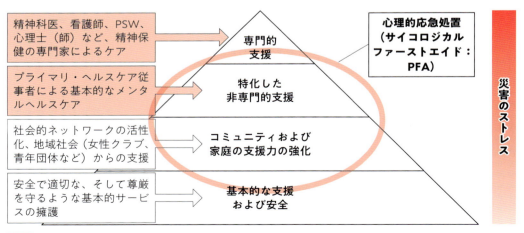

図3 災害時における精神保健・心理社会的支援の階層（文献2を元に作成）

イドラインとして提示された[3]。人々のメンタルヘルスの問題に対して、いかに生活における安心・安全感、そして社会的ネットワークとのつながりがあること、そしてニーズに対応した支援が受けられることが大切であるかが示されている。

初期対応

すべての支援者は、発災直後からの初期対応としてサイコロジカルファーストエイド（Psychological First Aid；PFA）[4] を用いることが推奨されている[2]。PFA は、被災者の回復を促し、さらなる傷付きを与えない関わり方として、「見る（Look）：支援ニーズを持つ被災者を見極める」「聴く（Listen）：感情を受け止め、ニーズを把握する」「つなぐ（Link）：ニーズを提供する支援サービスにつなぐ」の3つの行動原則（3L）が示されている。ただし、自傷他害のおそれのある場合、および日常生活に支障をきたしている場合には、即座に DPAT や地域の精神科医療機関などのメンタルヘルスの専門家につなぐことが求められる。

中期対応

PFA による活動が行われた後、あるいは PFA よりさらに集中的な介入が必要とされる場合、サイコロジカルリカバリースキル（Skills for Psychological Recovery；SPR）[5] を用いることができる。SPR は、災害やテロが発生して数週間から数カ月の間に、子どもから大人まで、またその家族に対して行うことのできる効果的な心理支援の方法を必要な部分だけ取り出して使えるように、①情報を集め支援の優先順位を決める、②問題解決のスキルを高める、③ポジティブな活動をする、④心身の反応に対処する、⑤役に立つ考え方をする、⑥周囲の人と良い関係を作る、の6つの要素から構成されている。PFA と異なり、SPR はメンタルヘルスの専門的知識を有する支援者が用いることが想定されているが、両者に共通している点は、被災者の心理的苦痛を和らげ、被災者自身が災害後のストレスやさまざまな困難にうまく対処するためのスキルを習得する手助けをすることである。

支援者のメンタルヘルス

消防隊員、警察官、海上保安官、自衛官、医療従事者は、災害急性期から職務として、救援・救護活動を行う。また、行政職員は自ら被災しながら支援活動に従事するなど、大きなストレス状況下におかれる場合がある。したがって、支援者自身も前述の被災者と同様の災害ストレスのみならず、支援活動において、①危機的（惨事）ストレス（心的外傷〔トラウマ〕反応を生じさせるようなストレスに相当するもの）、②累積的ストレス（援助活動中に体験する蓄積されるストレス）、そして、③基礎的ストレス（援助活動に際し、普段と異なる特別な状況下での生活そのものから生じるストレス）を体験する 図4 [6]。

危機的（惨事）ストレス

- 仲間の死、自身の負傷などの恐ろしい体験
- ご遺体や凄惨な状況の目撃
- トリアージなど責任の重い決断
- 危険な状況下での活動
- 任務の失敗

累積的ストレス

- 不快で危険な環境での活動の困難さ
- 被災者の反応（無反応／怒りなどの強い感情）
- 任務上のプレッシャー
- 倫理的なジレンマ

基礎的ストレス

- 特殊な状況下での共同生活
- 普段と異なった食事
- 睡眠や休息が十分にとれない
- チーム内での人間関係

図4　支援者のストレス（文献6より転載）

🔴 支援者のメンタルヘルスケア──セルフケアとラインケア

● セルフケア

　支援者自身がストレスに気付くことで、自ら適切にストレスを軽減するための対処を行うことができる。セルフケアは、支援活動中だけではなく、派遣前（平時）からの取り組みや派遣後のケアも大切である　表2　[7]。

● 組織としての支援体制（ラインケア）

　個人としての対処には限界があるため、支援チームを派遣する派遣元の組織がメンタルヘルスケア体制を整えることが重要である。具体的には、①業務ローテーションと役割分担の明確化、②支援者のストレスについて知る、③心身のチェックと相談の体制を整える、④住民の一般的な心理的反応について知る、⑤被災現場のシミュレーション、⑥業務の価値付け（ねぎらい）である。

　支援者支援については、平時の職場における産業精神保健体制の取り組みと重なる部分も多い。2024年に発生した令和6年能登半島地震では、災害産業保健支援チーム（Disaster Occupational Health Assistant Team；DOHAT）が県外からの医療支援者と石川県内の行政職員の健康管理をモニタリングして適切な個別支援や集団に対して災害特有の勤務環境の状況を把握し、就業上の配慮などにつなげている[8]。今後、さまざまな組織・団体におけるさらなる支援者支援体制の整備が求められる。

● 災害発生時の支援者・受援者の対応法 ～能登半島地震・コロナ禍の教訓を活かす～

2章 ⑧ メンタルヘルスケア

表2 　支援者のメンタルヘルスケア──セルフケア（文献7より作成）

活動前（平時）
・普段から心身ともに良好な状態を保つようにする。
・周囲の人との良好な関係を保つようにする。
・支援者のメンタルヘルスに関する研修や派遣活動のシミュレーションに参加する。
・自身の体調、および職場や家庭の状況によって派遣活動への参加を検討する。

活動中
・食事、水分の摂取、睡眠などの生活習慣を保つ。
・小まめに休息やリラックスする時間をとる。
・支援者としてできることには限界があることを受け入れる。
・業務のローテーションに従って活動する。
・周りの人とのコミュニケーションを積極的にとる。

活動後（帰還後）
・通常の業務に戻る前に、できるだけ休息をとる。
・自身の心身の状態を確認し、不調がある場合は周囲の人や専門家へ相談する。
・派遣活動の体験や意義を振り返り、整理する機会を持つ。

[引用・参考文献]

1) DeWolfe, C.J. "Responses to Disaster". Training Manual for Mental Health and Human Service Workers in Major Disasters. Second Edition. Washington, DC: Department of Health and Human Services, Substance Abuse and Mental Health Services Administration, Center for Mental Health Services; DHHS Publication No. ADM 90-538, 2000, 5-16. https://files.eric.ed.gov/fulltext/ED459383.pdf （accessed 2024-05-27）

2) Inter-Agency Standing Committee (IASC). 災害・紛争等緊急時における精神保健・心理社会的支援に関するIASCガイドライン. 2007. https://saigai-kokoro.ncnp.go.jp/contents/pdf/mental_info_iasc.pdf （accessed 2024-05-27）

3) 緊急時のメンタルヘルスと心理社会的サポート（MHPSS）に関する機関間常設委員会（IASC）リファレンス・グループ. ブリーフィング・ノート（暫定版）：新型コロナウイルス流行時のこころのケア. Version 1.5. 日本語訳：前田正治監訳. 2020. https://interagencystandingcommittee.org/sites/default/files/migrated/2020-03/IASC%20 nterim%20Briefing%20Note%20on%20COVID-19%20Outbreak%20Readiness%20and%20Response%20Operations%20-%20MHPSS%20%28Japanese%29.pdf （accessed 2024-05-27）

4) 世界保健機関、戦争トラウマ財団、ワールド・ビジョン・インターナショナル. 心理的応急処置（サイコロジカル・ファーストエイド：PFA）フィールド・ガイド.（2011）世界保健機関：ジュネーブ.（訳：（独）国立精神・神経医療研究センター、ケア・宮城、公益財団法人プラン・ジャパン, 2012）. https://www.mhlw.go.jp/content/000805675.pdf （accessed 2024-05-27）

5) アメリカ国立子どもトラウマティックストレス・ネットワーク・アメリカ国立PTSDセンター. サイコロジカル・リカバリー・スキル実施の手引き. 日本語版作成：兵庫県こころのケアセンター. 2011. https://www.j-hits.org/_files/00127059/spr_complete.pdf （accessed 2024-05-27）

6) 日本赤十字社. 災害時のこころのケア─日本赤十字社の心理社会的支援. 2023.

7) 西大輔ほか. 厚生労働行政推進調査事業費補助金（地域医療基盤開発推進研究事業）「国土強靱化計画をふまえ、地域の実情に応じた災害医療提供体制に関する研究（研究代表者：小井土雄一）」：医療救援者のメンタルヘルスに重要と考えられる10個の推奨事項. 2021. https://jadm.or.jp/sys/_data/info/pdf/pdf000292_1.pdf （accessed 2024-05-27）

8) J-SPEED情報提供サイト. 被災県内自治体職員向け行政職員健康管理版J-SPEED：災害対応に従事する自治体職員の疲弊対策. https://www.j-speed.org/gyosei （accessed 2024-05-27）

（池田美樹・河嶌 譲）

Emer-Log 2024年 秋季増刊

災害対応に関わる看護師のための
いざ! というときすぐに役立つコラム①

⑨

DICTが教える
避難所での感染対策

DICT について

　災害時感染制御支援チーム（Disaster Infection Control Team；DICT）は日本環境感染学会が編成する災害支援のためのチームである。メンバーは主に学会員で構成され、2024年現在、約700名の登録がある。

　DICT は、2011年3月11日に発生した東日本大震災（以下、3.11）の後に組織され、2017年の「厚生労働省防災業務計画」に「被災都道府県・市町村は、避難所等における衛生環境を維持するため、必要に応じ、日本環境感染学会等と連携し、被災都道府県・市町村以外の都道府県及び市町村に対して、感染対策チーム（ICT）の派遣を迅速に要請すること」[1]と明記された。

　DICT の目的は「発災早期に支援の必要性を能動的に評価し、被災現地の受援 ICT と連携して避難所等における集団感染症の抑制や制御」で[2]、被災地に人的、物的支援を行う準備がある。また、感染制御に欠かせない消毒薬や個人防護具（PPE）などの物資に関しては、学会の賛助企業から自主的に応募し編成された「DICT 企業チーム」から支援を受けており、現在15社（2024年現在）が参加している。DICT の物資支援の特徴は、①避難所のニーズに応じた感染制御関連物資を迅速に提供する、②適正な感染制御物資を提供する、の2点にある。元より被災地には国や自治体からプッシュ型で支援物資が提供されるが、避難所に行き届くのに時間を要する場合があり、また必ずしもニーズに則した物資が届くとは限らない。それを補うのが DICT の物資支援である。

　3.11後に起きた平成28年（2016年）熊本地震、平成30年（2018年）北海道胆振東部地震、平成30年（2018年）7月豪雨（いわゆる西日本豪雨）などで、DICT は初動アセスメントの実施、物資支援および情報収集などを行ってきたが、令和6年（2024年）能登半島地震では、前述の「厚生労働省防災業務計画」に従って、石川県から派遣要請が発出された初めての活動となった。

能登半島地震での DICT 活動

避難所の感染リスク

避難所には、多くの被災者が着の身着のままで身を寄せる。身を寄せた人の中には、発熱や咳、下痢症状、発疹、眼のかゆみなど感染症の徴候がある人、潜伏期間にある可能性のある人、そして、免疫力の脆弱な乳幼児や高齢者、がん治療などのために易感染状態にある人もいる。このような人々が密着した生活を強いられるのが避難所で、これだけでも感染症の伝播リスクが懸念されるが、さらに、衛生状態が悪く、食事も不十分、睡眠も十分取れないといった状況が続くと、そのリスクはいっそう高まる。能登半島地震では生活インフラのダメージが大きく、特に上下水道の破損が著しかったため断水が続き、衛生状態の悪化が懸念された。

また、被災地域である奥能登地域の高齢化率は約50%[3] と、全国的にみても高い水準であるが、まさにわが国の縮図であることは間違いない。そのような状況下では、本来なら感染症患者に接触する機会はほぼないはずの高齢者や易感染者が、避難所に滞在することにより感染し、それをきっかけに生命予後に影響が及ぶ可能性がある。また、もし避難所で集団感染が発生し多数を医療機関へ搬送しなければならなくなった場合、大きな負荷をかけることとなる。

感染症のリスクを低減し、感染症が発生しても拡大（流行）を抑止するには、感染のリンク（病原菌→人、病原菌→環境、人→人、環境→人）を断ち切ること、これは感染制御の基本的な考え方であり、避難所であっても同じである。その具体的方法として、特に「隔離体制の整備」「手指衛生」「環境整備（トイレ、換気）」「食中毒予防」「感染症徴候の把握」が感染リンクを断ち切るポイントとなる。ここでは、「隔離体制の整備」「手指衛生」「環境整備（トイレ、換気）」について解説する。

被災者の居住配置と隔離（保護）スペースの確保

「新型コロナウイルス感染症対策に配慮した避難所開設・運営訓練ガイドライン（第三版）」[4] では、避難所の密接を避ける方法と有症状者の隔離スペースのレイアウトの提案をしている 図1 。Withコロナ時代になっても、一定の間隔を確保した居住空間は避難所には欠かせず、プライバシーの確保にもなる。2024年の能登半島地震の避難所は、発災直後は、密集もやむをえない避難所もあったが 図2左 、運営管理者は密集を避けることや隔離スペースを設けることなどは意識しており、徐々に密接を避ける居住環境が整えられていった 図2右 。

また、発熱者や下痢・嘔吐などの感染症の徴候のある有症状者を、大勢の被災者から物理的に離す必要があるため、「保護室（被災地では差別を想起させるため「隔離」という言葉は不適切とされる）」や「保護スペース」を確保する必要がある。その場合、いわゆるレッドゾーン、イエローゾーン、グリーンゾーンをどのように確保するかが課題となる。それを限られたスペースでどのよ

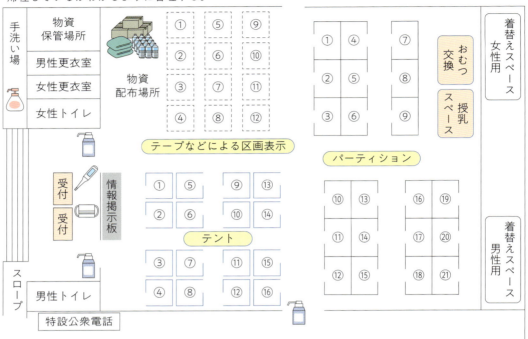

●テープなどによる区画表示やパーティション、テントを利用する場合は、番号などを付し、誰がどこに滞在しているかわかるように管理する。

●発熱・咳などのある人及び濃厚接触者は、それぞれ一般の避難者とはゾーン、動線を分けること。
●発熱・咳等のある人は、可能な限り個室にすることが望ましいが、難しい場合は専用のスペースを確保する。やむをえず同室にする場合は、パーティションで区切るなどの工夫をする。
●濃厚接触者は、可能な限り個室管理とする。難しい場合は専用のスペースを確保する。やむをえず同室にする場合は、パーティションで区切るなどの工夫をする。
※濃厚接触者は、発熱・咳などのある人より優先して個室管理とする。
●人権に配慮して「感染者を排除するのではなく、感染対策上の対応であること」を十分に周知する。

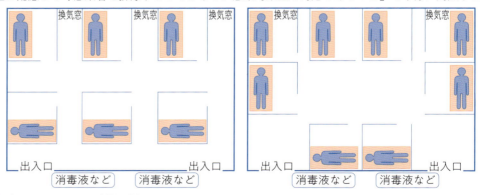

図1 ガイドラインが示す避難所例（文献4より引用）

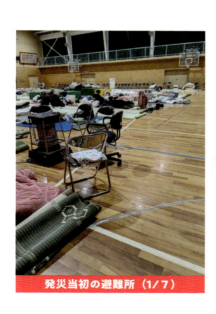
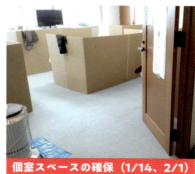

図2 避難所の様子

うに展開していくのか工夫が必要だ。DICTは能登半島地震で多くの医療支援者および避難所管理者に、避難所でのゾーニングや着用するPPEなどについてアドバイスやサポートを行った。

　感染対策の視点から、避難所には隔離スペースが必要であることは以前から指摘していた[5]。とかく隔離スペースになりうるような小スペースは支援物資などで埋め尽くされがちだったからである。別室確保の必要性が認識されたのは新型コロナウイルス感染症（COVID-19）のパンデミックの産物であるが、このパンデミックの記憶が遠のいても、感染対策の視点での避難所運営は継続する必要がある。

手指衛生

　手指衛生は最重要な感染対策である。パンデミックの余波が続く中、避難所ではアルコール手指消毒薬がすぐに配置され、被災者も抵抗なく使用していたのは、過去の災害ではみられなかった。また、DMATの隊員が携帯型のアルコール手指消毒薬を身に着けて活動していたことも、印象的な光景であった。

　さらに、断水が長く続き、流水と石けんによる手洗いが十分できない状況が続いていたが、ろ過装置が付いた循環型の手洗いスタンド 図3 が登場し、一部手洗いが可能となった。これも過去の災害ではなかったことで、技術の進化を感じる。

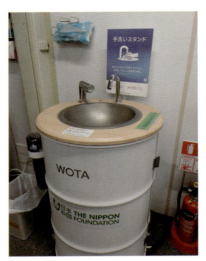
図3 循環型の手洗いスタンド

　手指衛生の継続には、啓発活動や誘導が適宜必要である。今回はパンデミックの余波の中での大災害だったため、その必要性に対する意識は比較的浸透していたが、今後これが習慣化されるとは限らない。継続的な啓発は常に重要であることを強調したい。

環境整備──換気・トイレの課題

● 換気について

　換気の重要性が増している。元々、感染対策上、「換気」という手段はさして重要視されていなかったが、新型コロナウイルス（SARS-CoV-2）は一定時間空気中に漂う性質を持つため[6]、重要な対策として位置付けられた。さらに、漂うウイルスなどを外に逃すという意味では、同じ感染経路を持つ呼吸器感染症対策に有効と考えられる。

　指定避難所として活用される公共施設の多くは機械換気設備が整えられているが、被災後、その設備が通常通り稼働しているかどうかはわからない。いずれにしても、換気設備に頼らず窓を開けて物理的に換気できるとよい。また、CO_2モニターを活用するのもよい。

● トイレについて

　避難所での課題の筆頭は「トイレ」といっても過言ではない。特に、断水時のトイレや水回りは、使用および管理ルールを決めないまま使用し始めると、瞬く間に不衛生な状態になる。能登半島地震では、3.11時と同様に断水が続き、トイレ状況が懸念された。

　しかし、発災1週間目の避難所の水洗トイレにはビニールがかぶせられ、使用のたびに交換するようルール化されており、過去の経験が生かされていた 図4 。

　避難所には、便利な電動式の簡易トイレ 図5（左） が多数供給され、浄化槽を搭載した循環型の

災害発生時の支援者・受援者の対応法 ～能登半島地震・コロナ禍の教訓を活かす～

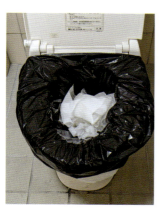

図4 ビニールをかぶせたトイレ

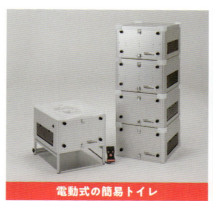

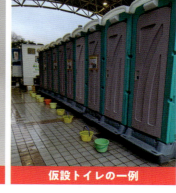

図5 避難所に提供されたトイレの例
（画像提供：日本セイフティー株式会社）

水洗トイレも登場した。一方、仮設トイレ 図5（右） も多数供給されたが、和式型が多かったことは今後改められるべきである。和式トイレは汚染されやすく、さらに高齢者を含む要配慮者には使用しにくいという難点がある。

　少なくとも能登半島地震の避難所で筆者が確認した範囲では、3.11時のような悲惨なトイレ 図6 はみられず、消毒についても当初から塩素系消毒薬配備の要望が多数寄せられ、清潔を維持することに努力がなされていた。

　今後は、トイレ提供側（企業側）の努力として、少なくとも被災地には配置する仮設トイレは「洋式」を標準としてほしい。また、メンテナンスの必要な機器を被災地に提供する場合は、できるだけ現地の手を煩わすことなくメーカーの責任でカバーできるよう望む。

コラム　ハイテクなトイレも管理が不十分だと不衛生に

　登場した浄化槽を搭載した循環型の水洗トイレは画期的であるが、筆者が確認したとき、洗浄水は排泄物が混入した悪臭伴う汚染水であった 図7 。後日メーカーに確認したところ、処理能力を超えた状態でメンテナンスできずにいたとのことだった。ハイテクなトイレも管理が不十分だと不衛生となる。せっかく設置したトイレが不衛生な場合、排泄行動を抑制する心理が働き、結果的に水分摂取を制限するようになった場合、健康状態に及ぼす影響は周知のごとくである。トイレの不衛生は、感染症のまん延リスクだけでなく、命に関わる問題ともいえる。

Emer-Log 2024年 秋季増刊　95

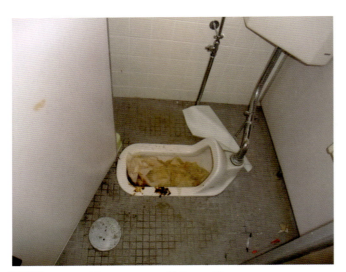

図6 3.11の避難所のトイレの様子の一例
当時は断水時の避難所トイレの衛生管理方法が定着しておらず、清潔管理が難しかった

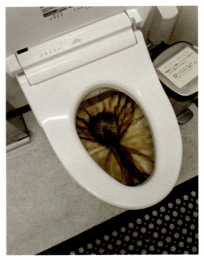

図7 浄化槽を搭載した循環型トイレの洗浄水
筆者が見た際は、メンテナンスが追いつかず処理能力を超えたタイミングで、洗浄水に排泄物が混入し、悪臭を放っていた

おわりに

　近年、自然災害が多発し、そのつどの経験から支援活動は確実に進化しているといえる。奇しくもCOVID-19の経験で「人が集まるところには感染症まん延リスクが伴う」という原則が認識されることとなり、DICTが調整本部内で活動できるようになったことも「進化」かもしれない。

　感染対策の実行には、人々の生活や行動の変容が必要になることがある。避難所でもそれは同様だが、厳しい生活環境の中、心理的にも追い込まれている被災者へは、一層の臨機応変さや寛容さが求められる。

　被災者への理解や了解を得ながら、限られた条件下で感染対策を実施し見守っていく。

　パンデミック後の、より進化した災害支援の中、DICTは役割を果たしていきたい。

用語解説　ゾーニング

「区域を分ける」という意味。感染対策の視点での区分けとして、"レッドゾーン／イエローゾーン／グリーンゾーン"の３つに分けることが一般的。"レッドゾーン"はウイルスなどが「存在する」エリア、"イエローゾーン"はウイルスなどが「存在するかもしれない」エリア、そして、"グリーンゾーン"はウイルスなどが「存在しない」エリアとする。PPE を脱ぐのはイエローゾーンである。

この３つのエリアを運用する場合は、各ゾーンを交差しないように動線を調整する必要がある。一方、構造上、ゾーニングエリアとそうでないエリアを同時に展開できない場合は、時間差で分ける方法もある。

[引用・参考文献]

1) 厚生労働省. 厚生労働省防災業務計画（令和３年９月修正）. https://www.mhlw.go.jp/content/000752021.pdf（accessed 2024-05-17）

2) 日本環境感染学会 災害時感染制御検討委員会編. 大規模自然災害の被災地における感染制御支援マニュアル 2021. http://www.kankyokansen.org/other/DICT_manual_gakkaishi.pdf（accessed 2024-05-17）

3) 石川県県民文化スポーツ部統計情報室. 石川県の年齢別推計人口〜令和５年10月１日現在〜（令和６年２月８日）. https://www.pref.ishikawa.lg.jp/kisya/r6/documents/0208_10_toukei.pdf（accessed 2024-05-17）

4) 内閣府. 新型コロナウイルス感染症対策に配慮した避難所開設・運営訓練ガイドライン（第三版, 令和３年６月16日）. http://www.bousai.go.jp/taisaku/pdf/corona_hinanjo03.pdf（accessed 2024-05-17）

5) 菅原えりさ. 感染制御担当者が考慮すべき大規模自然災害時の備え：医療施設の感染制御 BCP は大丈夫か？避難所の感染制御は大丈夫か？ 医療関連感染. 12(1), 2019, 7-14.

6) van Doremalen, N. et al. Aerosol and Surface Stability of SARS-CoV-2 as Compared with SARS-CoV-1. N Engl J Med. 382(16), 2020, 1564-7.

（菅原えりさ）

災害対応に関わる看護師のための
いざ! というときすぐに役立つコラム②

⑩

どのように人的支援を
受けるのか
どのように支援をするのか

はじめに

　近年、大規模な自然災害の発生や感染症のパンデミック時には比較的、速やかに施設外からも支援看護師が派遣されるようになり、有難く思う反面、既存のスタッフと支援看護師をどのように共存させていくのがよいのかは、頭を悩ませる問題である。最も重要なことは、支援を受けながら安全な医療・看護を提供し続けることであるが、既存のスタッフと支援看護師の活用方法を誤ってしまうと、安全な医療・看護の提供もままならないだけでなく、「支援者が来たのに業務が増えた」「助けてもらった気がしない」「体が休まらない」などという不満につながるおそれがある。

　ここでは、どのようなことに留意してマンパワーを投入するのがベターなのか、経験を踏まえて述べる。

支援受け入れ時の現場の状況

　パンデミック含め、災害発生時は、需要と資源のアンバランスが生じるがために支援を必要とする。しかし、そのアンバランスをもう少し詳細にみると、資源は変わらずとも需要が大きくなってアンバランスになる場合と、需要はある程度コントロールがついても資源が少なくなってアンバランスになる場合がある 図1 。例えば、コロナ禍の病床逼迫の状況は、スタッフ間のクラスター発生がなければ通常のマンパワーは確保できているが、患者の重症度およびケア度が高く需要が大きくなっている前者の状況といえるだろう。一方、大規模自然災害発生後の病棟やコロナ受け入れ病棟以外の病棟であるスタッフ間のクラスター発生では、需要よりもマンパワーの著しい低下がありアンバランスとなる後者の状況といえる。

　この両者のアンバランスを同じと捉えて支援を投入すると、適切な受援につながらないと感じている。まずは支援を受け入れる際、自部署がどちらの状況なのか見極めることが重要である。

98　Emer-Log 2024年 秋季増刊

災害発生時の支援者・受援者の対応法 〜能登半島地震・コロナ禍の教訓を活かす〜

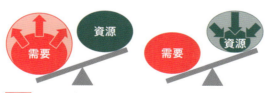

図1 需要と資源のアンバランス

需要過多時の支援受け入れ

　コロナ禍の病床逼迫や大規模災害発生後の赤エリアの状況が、「需要過多時」といえる。この場合は、思い切って通常よりも多い支援を投入するようにする。例えば、通常2：1の看護体制のICUであれば、換算して1：1.5の看護体制になるようにする。実際に私が調整したときは、20床のICUで新型コロナウイルス感染症（COVID-19）の重症患者を最大4床受け入れた場合、COVID-19患者のみ6名（4×1.5）の看護師が担当し 図2 、残りの16床は2：1の体制で看るようにした。支援のスタッフはICU経験者をリスト化し、ブランクの少ないスタッフから派遣するようにした。また、軽症〜中等症のCOVID-19病棟では、フルPPE（個人防護具）で継続して働く時間を2時間以内とし、その後30分の休憩をとるような体制で支援を確保した。いずれも病棟スタッフと支援スタッフをペアあるいはグループにして配置し、ある程度病棟スタッフの指示で業務を行えるようにし、できる限りリーダーの差配の負担を軽減した。この場合、施設内でマンパワーを確保するならば、休止部門がなければ実現は難しい。

　重要なことは、休止部門を作ってでも思い切って支援を投入することと、その支援方針を明確に示すことである。毎日1人、2人の支援を投入し、差配を現場任せにするといった中途半端な支援は「焼け石に水」の状況を生み、病棟スタッフは「支援者が来たのに助けてもらった感じがしない」と感じ、支援する側も「うまく活用してもらえなかった」と感じ、どちらも疲弊し、結果、安全な医療・看護の提供ができなくなってしまう。

人的資源低下時の支援受け入れ

資源低下時の状況と方策

　大規模な自然災害発生後の病棟の状況が、「人的資源低下時」といえる。また、スタッフ間のクラスター発生でマンパワーが一時的に低下した場合も、これにあたる。この場合ももちろん資源投入となるのであるが、その前に需要の軽減を図る。

	1	2	3	4
COVID入院数（人）	1	2	3	4
リリーフ増員計画（人）	なし	3	8	13
COVID対応スタッフ数	Pt 1名 × 1.5 ＝ Ns 1.5名	Pt 2名 × 1.5 ＝ Ns 3名	Pt 3名 × 1.5 ＝ Ns 4.5名	Pt 4名 × 1.5 ＝ Ns 6名
スタッフ配置案（原則） EICUスタッフ／リリーフスタッフ	リリーフスタッフはいない（EICU3）	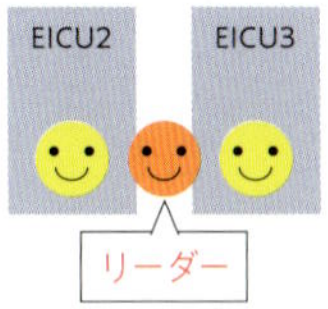 EICU2／EICU3（リーダー）	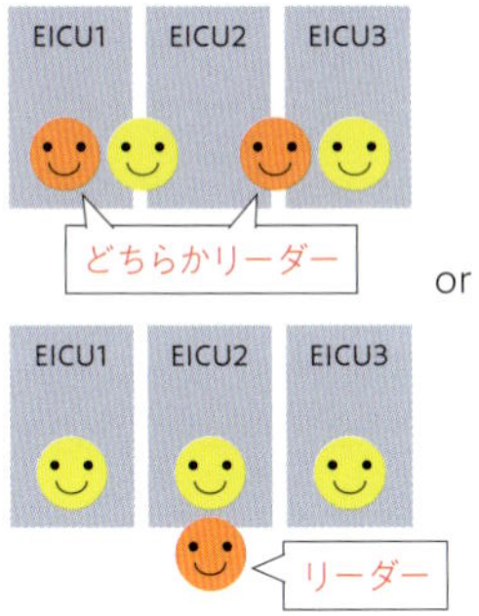 EICU1・EICU2・EICU3（どちらかリーダー／リーダー） or	EICU1～EICU3・EICU7（どちらかリーダー） or

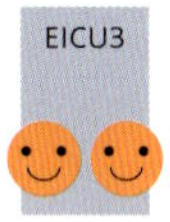

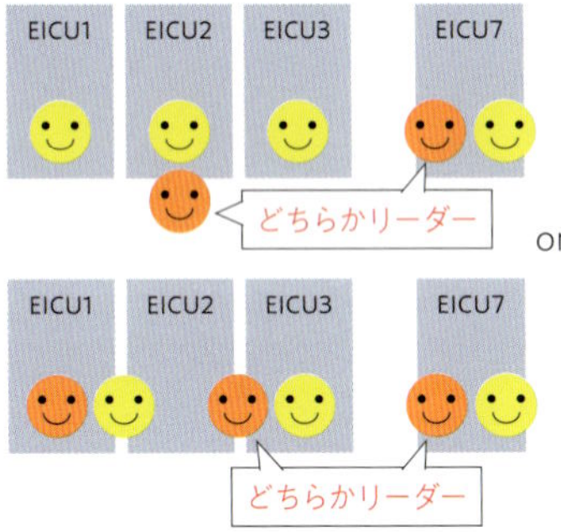

リリーフスタッフが確保されている場合は原則上記のように配置する。一般患者はその他のEICUスタッフが担当する。EICUのスタッフ1名がCOVIDリーダーを担う。（原則一般患者のリーダーにはならない）

部屋付け	前勤務リーダーが部屋付けをする。
ミーティング	8：15ごろEICUで行う。8：00時点のEICU全患者を概観して（必要時点数化）リリーフ増減を検討する。ミーティング参加者はEICU師長あるいは主任、GICU師長あるいは主任、救急病棟師長、災害医療対策室（看護管理室含む）とする。夜勤のミーティングは各リーダー間で行うが、スタッフ配置の困りごとやスポットリリーフなど相談は夜勤師長に。
勤務表作成	①月の途中からリリーフスタッフが来る場合は、リリーフスタッフの元病棟での勤務をそのまま引き継ぐ。偏りが多い場合は原則リリーフスタッフの勤務を変更する（EICUスタッフの勤務は変更しない）。リリーフスタッフが少ない場合はスポットリリーフで調整する。②月初めで勤務表を作成する場合は、リリーフスタッフが各勤務3～4名になるように作成する（患者4名時は）。

図2 COVID-19対応重症系リリーフ運用規定

北里病院看護部にて2022年に実際に使用したもの。

需要軽減の方策の一つが、退院可能な患者を退院させることである。しかし、大規模な自然災害が発生している状況では、帰える手段がない、そもそも帰る家があるのかもわからない、高齢者や小児などでは家族の迎えがないと難しいなど、多くの問題があり、現実的ではないかもしれない。

もう一つの方策が、災害発生時優先業務の仕分けである。日常業務に優先順位をつけ、災害時でも外すことができない業務のみ行うようにする。最終的には支援を受け入れるのであるが、十分なマンパワーをもらえる確証はないし、施設外からの支援にはある程度時間もかかる。そのため、まずは優先順位の高い業務から継続していく。

🔴 災害発生時優先業務の仕分け

この災害発生時優先業務の仕分けは、災害が発生してから考えるのでは遅すぎる。平時から、「自施設はどのような自然災害に見舞われる可能性があり、その場合どのような被害が出るのか」「スタッフはどのくらい登院することができるか」を把握した上で、優先業務を仕分けておく必要がある。これが部署の業務継続計画（business continuity plan；BCP）となるのである。

災害発生時は全員が登院できるとは限らない。自宅が遠く、徒歩や自転車では登院できない者、子どもや介護を必要とする家族の存在で登院できない者、自身の体調の問題で登院できない者などがいるだろう。あるいは、子どもと一緒に登院が許されるなら登院可能な者もいるかもしれない。北里大学病院看護部では毎年、登院判定フローシート 図3 を用いて災害時登院調査を行い、スタッフを7タイプに分類して部署の管理者が把握している。そして、部署の業務を重要度と緊急度で仕分け 図4 し、災害時でも継続して行うべき業務を洗い出している。

🔴 人的支援投入の方策

人的支援投入の方策については、2024年に発生した令和6年能登半島地震の際の災害拠点病院の支援状況から得た教訓を述べる。その病院では、急性期～亜急性期には受け入れ病床数をかなり減らした上で、救急外来には災害派遣医療チーム（Disaster Medical Assistance Team；DMAT）を、病棟業務には外からの支援看護師を投入し、支援チームの特性を生かした配置ができていた。そして、既存スタッフ全員が水のある金沢市以南で2～3日のリフレッシュ連休が取得できるような勤務を作成していた。既存のスタッフは被災者でもある。心身ともに休めたいと思いながらも、家の片付けや、時には行政手続きなどに労力と時間を費やさざるをえないこともある。そのような状況を鑑みて、適切に支援を投入し、勤務を作る必要がある。1カ月に1度だけでも被災地から離れ、水のある生活に身を置いて休むことで、安全で質の高い看護を提供できることを実感した。

📙 まとめ

被災者の心理状態は、被災後1週間から1～2カ月まで過覚醒で、起きた出来事を受け入れられ

ない状況になり、恐怖感を有しながら生活を送っている。特に看護師をはじめとする被災地内支援者は災害の恐怖感や不安感が強いなか、その使命感から高い緊張状態で休みなく働き続けてしまいがちである。しかし、災害対応は長丁場だ。被災地支援者のメンタルヘルスのためにも、部署のリーダーは災害対応の初期から交代勤務を導入し、効果的な休息を確保するような配慮が必要である。

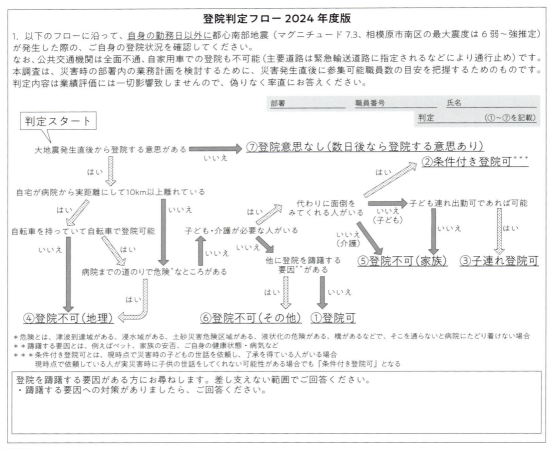

図3 登院判定フローシート（筆者作成）

● 災害発生時の支援者・受援者の対応法 ～能登半島地震・コロナ禍の教訓を活かす～

2章 ⑩ どのように人的支援を受けるのかどのように支援をするのか

①平時の看護業務を付箋に書き出してみよう
②その業務を重要度と緊急度で分けてみよう

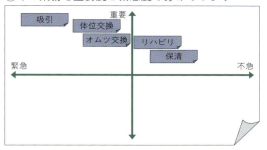

③災害時にその業務はどのように変わる？

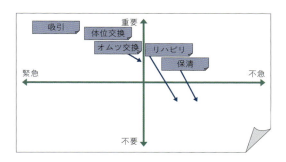

④赤点線の枠に入っている業務を継続するにはどうしたら良いか？

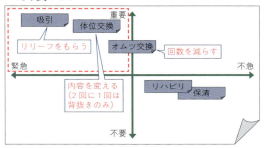

図4 業務の仕分け（筆者作成）

（梶山和美）

災害対応に関わる看護師のための
いざ! というときすぐに役立つコラム③

⑪

支援者への寝床の提供の際の注意点やポイント

はじめに

　2024年に発生した令和6年能登半島地震に代表されるような大規模地震が発生した際、それが勤務中であれば、被災地内の現地看護師は、災害発生後数時間もしくは数日間、勤務が継続することになる。自宅に帰れるとは限らず、病院で寝泊まりをしなければならない状況に陥ることが予想される。また、支援者として被災地に入った看護師は、短期間の派遣であっても数日間は不慣れな被災地に滞在しながら長時間の労働を強いられることになる。災害発生時、現地において働きづめの看護師にとって休憩・休息は重要であり、どのように確保するのか、どのような選択肢があるのかを考えていきたい。

　また能登半島地震の場合、多くの宿泊施設や公共施設が倒壊したため、支援に入った看護師は、寝泊まりする場所の確保が難しい状況が長期間続いた。宿泊場所の確保が困難な災害現場での活動のリアルと支援者が心がける点について、能登半島地震のケースを基にそれぞれ述べる。

現地看護師の場合

🔴 発災後に必要となる病院内の休息場所

　現地看護師は、勤務中に発災すれば、家族の安否や自宅の状況がわからないまま勤務を長期間継続することになる可能性がある。自宅が倒壊するなど、帰宅困難になった看護師はどこで寝泊まりするのだろうか。また、たとえ自宅で被災したとしても、能登半島地震の場合は多くの家が全壊または半壊に陥り、ライフラインが途絶することにより長期間の避難所生活を余儀なくされた。道路の寸断、地盤沈下、地割れやがけ崩れ、建物崩壊により帰宅できない多くのスタッフに対して、病院は寝床を用意することが必要になってくる。

104　Emer-Log 2024年 秋季増刊

では、どのように休息場所を確保するのかというと、発災初期には床にマットや布団を敷いて雑魚寝などで病院に寝泊まりする場合もある。しかし、長期化に伴い長時間勤務する看護師の身体的側面から睡眠と休息を定期的に設けていくことなどを考慮していく必要が生じてくる。

現地看護師の心身を支える環境の整備

さらに、余震の恐怖から帰宅できないなどのストレスからくる、精神的側面からの体調管理への配慮も必要になってくる。可能な限り睡眠や休息がとれる環境として、空いている病床、寮や当直室、仮眠室の運用により、寝床の確保をしていくことが求められてくる。

さらに、休息や休憩時間を確保できるようなシフト作成が重要となってくる。能登半島地震のケースでは、多くの看護師が二次避難のため地元を離れたため、現地の病院においては病床数を大幅に減少させることが必要だった。そのため、空いた病棟の個室を職員用として確保するなどの対応が行われた。

災害時において安心して働ける環境の整備やスタッフへの心のケアを行うことが、離職者を少しでも減らすための重要なポイントになる。

支援看護師の場合

発災直後の宿泊場所提供

能登半島地震のケースでは、多くの建物が倒壊しライフラインが途絶したため、支援に入った医療チームの宿泊設備を確保することが困難な状況であった。そのため発災当初は、空港や公共施設、病院や避難所の一角や車内、またはテントなどを寝床とするケースが多くみられた 図1 。被災地内の病院では、支援を受けるにあたり、支援に入った医療チームが活動するためのスペースや待機・休憩のためのスペースを可能な限り提供することが望まれる。支援に入った医療チームを受け入れる病院側として、宿泊場所を提供する際にいくつかの配慮が必要とされるポイントがあるので、以下に挙げる。

①**院内の空いているスペースを提供する**：院内に活動スペースと休憩スペースを確保する。

②**宿泊施設を紹介する**：近隣にあるホテルなどの宿泊施設を紹介する。

③**宿泊施設の確保が困難な場合**：避難所になっていない公共施設や庁舎の会議室、避難所の一角のスペースの提供を考慮する。

能登半島地震のケースでは 図2・3 にあるように、発災直後は、空港や福祉避難所の一角にマットを敷き、寝袋を寝床としていた。時間の経過に伴い、徐々に段ボールベッドや和室へと変化していった 図4 。またコンテナハウスに暖房設備と段ボールベッドを入れて支援者の寝床として活用するように準備が行われた。支援者としては、最低限防寒具は持参して準備するなど、現地スタ

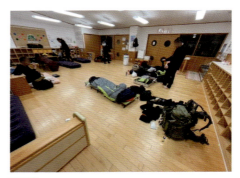

図1 発災当初、医療チームに宿泊場所として提供された高校の校舎
段ボールベッドを敷き詰めて対応。寝具はないため、各自持参した寝袋などを使用した。この校舎では、教室2部屋を医療チームで使用し、ほかの教室はほかの団体が使用した。

図2 宿泊場所として使用した保育所の1室
輪島市内の福祉避難所となっている保育所2階の空いている部屋にマットレスを敷いて、寝袋を使用して休息を取っていた。

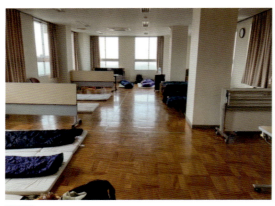
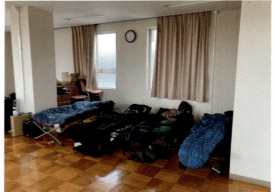

図3 宿泊場所として使用した避難所の空き部屋
珠洲市の避難所の空いている部屋の床にマットと寝袋や簡易ベッドを置いて使用している。

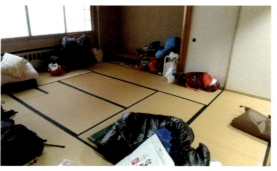

図4 発災から少し経ち、宿泊場所として使用された和室
畳の上で、マットレスや布団、寝袋を使用している。

ッフへ負担をかけないように考慮しながら寝床の確保の困難さと向き合う必要があった。また宿泊施設以外の場所を一時的に使っている際には、極力滞在を短期間にして、可能な限り早期に場所を提供元に返還することを心がける必要がある。

災害慢性期に向けて変化する支援場所と宿泊場所

さらに災害急性期から亜急性期〜慢性期にフェーズが移ると、支援場所は病院から徐々に施設や避難所へと変化していく。多彩な職種と多くの民間の団体が混在し、より複雑化していく。

この時期は 図5 のように、小学校や中学校、高校の避難所の一角にコンテナを置いて、暖房設備や段ボールベッドを入れて支援看護師の寝床として使用することが検討された。当初は、避難所内での感染者発生時のスペースとして準備されていたが、さまざまな理由から支援看護師へ活用されるようになった。不慣れな被災地での活動を継続するためには、定時ミーティングなどを通じて日々の活動状況やローテーションの状況を確認しながらメンタルヘルスなどへの配慮をしていくことが必要になる。

今後の課題

今回、災害時における看護師の休憩と休息をどこでどのようにとったらいいのか、現地看護師と支援看護師のそれぞれの場合において能登半島地震のケースを基に振り返ってみた。発災から働き続ける看護師の休息のためのスペースを確保するのは、現地看護師・支援看護師どちらの場合も非常に困難を極めた。現地看護師の声として、「仕事を終えて避難所に戻ると、健康相談を持ちかけられて休む時間がとれなかった」というケース、「入浴しようとすると嫌味を言われた」など、避難所においてもなかなか休息がとるのが難しいケースがみられた。休憩や休息時間の確保については、大勢の働く看護師を調整する健康管理者的な役割を設けることが望ましいのではないかと考え

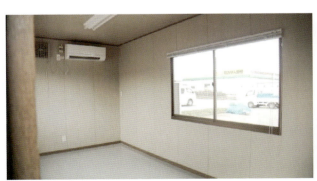 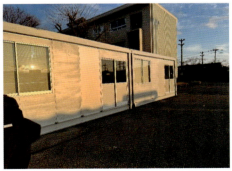

図5 支援看護師の寝床として使用されたコンテナ
避難所の一角にコンテナを置き、暖房設備や段ボールベッドを入れて使用。

る。適切な時間に休憩が取れるよう、全体を俯瞰し、働く看護師の身体的・精神的変化に気付ける役割の人材を明確化して配置することが望まれる。

　なお、避難所に関する今後の課題として、感染防止と、LGBTを含む男女別などのプライバシー確保の必要性も挙げられる。これらについては、それぞれの地域において災害が起きたことを想定し、適切なスペースを確保できるよう場所をあらかじめ決めておくなど、平時から考え、準備しておくことが重要であると考える。

[引用・参考文献]
1)　内閣府（防災担当）．地方公共団体のための災害時受援体制に関するガイドライン（平成29年3月）．https://www.bousai.go.jp/kaigirep/tiho_juen/pdf/jyuen_guidelines.pdf（accessed 2024-05-17）
2)　石母田由美子ほか．大地震発生時の災害急性期における病棟運営を担った看護師長の行動．日本看護管理学会誌．25（1），2021，236-44.

（小賀坂奈美）

3章

準備期に行う体制整備・
自施設で確認して
おくべきこと

アクションカードのダウンロード資料つき！

① 準備期に行うべき体制整備とは 看護師として自施設で確認しておくべきこととは

防災体制の整備

　災害はいつ起こるかわからない。いつ起こるかわからないからこそ、病院では、起こりうる災害に対しての備え、いわゆる防災体制の整備が必須である。看護師が主となって整備すべき具体的な内容は、災害発生時の被害状況の報告内容・方法の整備、災害発生時の自主登院基準の整備、緊急連絡網の整備、アクションカードの整備・使用方法の周知、災害時の診療記録、災害時のベッドコントロールの整備などがある。本稿では、これらの整備内容に関して、具体的な方法を解説する。

　また、整備する上で防災体制整備の基本的な考え方を理解しておく必要があるため、簡単に解説する。病院の防災体制の整備には、減災対策と災害対応の2つの観点が必要である。「減災対策」は予想される被害を最小限に抑えるための備えであり、「リスクマネジメント」の考え方である。一方、「災害対応」は実際に災害が起こった場合の対応策についてのことであり、「クライシスマネジメント」の考え方である。

減災対策

● ハザードの特定

　減災対策は、予想される被害を最小限に抑えるための備えである。そのためには、まずは、自施設のハザードを特定する必要がある。

　ここで、ハザードとリスクの違いを理解しておく必要がある。「ハザード」は危険要因であり、地震など災害自体を示すものである。「リスク」は、災害の発生頻度と危害の重大性を組み合わせたものである。

　例えば、地震はどの病院にとってもハザードとなりうる。しかし、地震による倒壊のリスクは、

耐震設備の有無により差が生じる。このリスクを下げる対策（この例では耐震化）が減災対策といえる。自施設のハザードの特定には、国の防災機関や地方自治体などで作成されているハザードマップを活用する。

🟡 リスクの把握

自施設のハザードを把握したら、次はそのハザードにより施設にどのようなリスクが生じるかを把握する。施設に生じるリスクへの対応策を講じることで、すべての災害に対応することができるようになる。これがオールハザード・アプローチの考えであり、災害の種類や規模を問わず、あらゆるハザードに対して柔軟に対応できるようにするという考え方である。

🟡 リスク分析

リスクを把握したら、次はリスクを「発生頻度」の高低、「危害」の大小で分析する。マトリックス 図1 を用いて、大きく「高リスク／中リスク／低リスク」とリスクのレベル分けを行い、対応の優先順位をつける。

🟡 リスク軽減策の検討・実施

高リスクは避けるべきリスクであり、何らかの対策を講じ、受容可能なリスクまで下げる。耐震化、備蓄、ライフラインなど施設のハード面に関する対策を講じた場合、広域災害救急医療情報システム（Emergency Medical Information System；EMIS。くわしくはP.119の「用語解説」の欄参照）の更新を行い、最新情報としておくようにする。

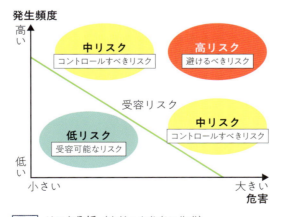

図1　リスク分析（文献1を参考に作成）

災害対応

災害対応への切り替え

　災害発生の覚知の遅れは、初期対応の遅れというリスクとなる。この覚知の遅れを防止するために、災害対応への切り替えの基準を明記しておくことが必要である。各スタッフが、災害対応への切り替えを迅速に行うことができる基準を設定し、周知しておくようにする。

　特に、休日や夜間に備え、病院から連絡することなく、参集する自主登院基準 表1 を設定しておくことで、初期対応の遅れのリスクを軽減することができる。自主登院基準の作成に関しては、DMAT 自動待機基準 表2 を参考に、自施設のハザードの特定とリスク分析を行い、設定する。

災害発生時の各部署での初期対応

　初期対応の遅れのリスクとなる要因としては、混乱により各自が適切な行動ができなくなることも挙げられる。このリスクを回避するために、アクションカードを整備する必要がある。そしてアクションカードは、使いこなせるよう使用方法を周知することと定期的な訓練を行うことが必要である。また、初期対応が遅れないよう、災害発生時の各部署での被災状況の取りまとめ方、災害対策本部への報告方法も整備しておく必要がある。

● アクションカードの整備

　災害発生時の混乱を回避するために、各スタッフがまず何をすべきか、具体的な行動を明記した

表1 自主登院基準の例

災害医療センター

自主登院

震度 6 以上の立川地区での地震では、病院に連絡することなく登院

自主参集

東京都で震度 5 強以上（島を除く）・遠隔地での震度 6 以上の地震で被害が甚大である場合は、災害対策関係職員は自主参集する

埼玉病院

災害時待機基準

埼玉県南部および東京 23 区、震度 5 強以上の場合、登院の準備をして、病院からの連絡を待つ

自主登院

埼玉県南部および東京 23 区、震度 5 強以上の場合、被害ありもしくは負傷者多数の場合は、待機せず、自主登院する

表2 DMAT 自動待機基準（文献 2 を参考に作成）

①
- 東京都 23 区で震度 5 強以上の地震が発生した場合
- そのほかの地域で震度 6 弱の地震が発生した場合
- 特別警報が発出された場合

→該当する都道府県ならびに該当する都道府県に隣接する都道府県および該当する都道府県が属する地方ブロック管内の DMAT 指定医療機関

②
震度 6 強の地震が発生した場合

→該当する都道府県ならびに該当する都道府県に隣接する都道府県、該当する都道府県が属する地方ブロックおよび該当する都道府県が属する地方ブロックに隣接する地方ブロック管内の DMAT 指定医療機関

③
震度 7 の地震が発生した場合、大津波警報が発表された場合

→全国の DMAT 指定医療機関

アクションカードを整備することは重要である。特に、初めの安全確保の3S（self〔自分自身〕、scene〔現場〕、survivor〔傷病者〕）について、自分自身、患者、設備の確認すべき内容を記載しておくことで、迅速な被害状況の確認と報告につながる（アクションカードの記載内容などについては別項で解説）。

また、整備したアクションカードを効果的に活用するためには、定期的に訓練を実施し 図2、使用方法を周知する必要がある。さらに、定期的な訓練を実施し、PDCAサイクルに基づき、アクションカードの修正・改訂が行われると、初期対応の質向上につながる。

● 被災状況報告方法の整備

各部署では責任者がスタッフから報告を受け、部署の被災状況をまとめる。スタッフの状況、患者の状況、病棟のライフラインの状況から部署が診療継続できるか、また、避難の必要性があるかを責任者が判断し、災害対策本部へ報告する。災害対策本部では、各部署からの報告内容を元に、病院の方針を決定する。そのため、各部署からは迅速かつ適切な報告であることが重要である。迅速かつ適切な報告をするために、報告すべき内容と方法を整備することが必要である。

報告内容と報告方法の例を、以下に挙げる。

①被災状況報告用紙の整備

報告すべき項目が記載された用紙 図3 を準備して、責任者がその用紙にスタッフからの情報を集計、判断した結果を記入し、災害対策本部へ持参する。災害対策本部では、各部署から統一された用紙での報告を受けることで、病院全体の状況を素早く把握し、病院の方針を迅速に決定できる。

②電子カルテと連動した被災状況報告システムの整備

前述した被災状況報告用紙の内容を、電子カルテと連動させる。連動することで、電子カルテが使用できる状況であれば、入力、情報の更新、閲覧が、病院内のどこでもすぐに実施できる 図4。

災害発生時の人員確保

災害発生時は、公共交通機関がまったく使用できないことも予想される。自宅から病院まで徒歩

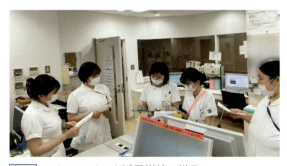

図2 アクションカード活用訓練の様子

部署名	

第一報

15 分以内

被害状況	被害あり	特になし

設備状況	正常	一部不能	使用不能
電気	正常	一部不能	使用不能
電話	正常	一部不能	使用不能
院内 PHS	正常	一部不能	使用不能
上水道	正常	一部不能	使用不能
下水道	正常	一部不能	使用不能
医療ガス	正常	一部不能	使用不能
電子カルテ	正常	一部不能	使用不能
建物破損	正常	一部不能	使用不能
避難経路	正常	一部不能	使用不能

入院患者被害状況	あり	なし

職員被害状況	あり	なし

第二報

60 分以内

被害状況	被害あり	特になし

設備破損状況	

入院患者被害状況	

職員状況	

空床状況	
男	
女	
個室	

図3 被災状況報告用紙

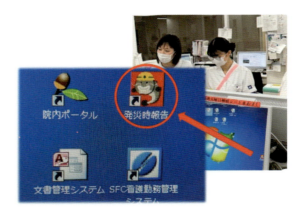

図4 電子カルテと連動した被災状況報告システム

でかかる時間をあらかじめ調査しておき、各部署での職員の参集状況の目安とする。病院までにかかる時間を大きく、「1時間以内」「3時間以内」「3時間を超える」と区分けすることで、災害発生時の活動方針を決定する際の目安とすることができる。

　自主登院基準だけでは人員確保が不十分である場合も考えられるため、緊急連絡網を整備し、職員に参集を呼びかけることも必要である。緊急連絡網を作成する際は、前述した区分の時間が短い

準備期に行う体制整備・自施設で確認しておくべきこと

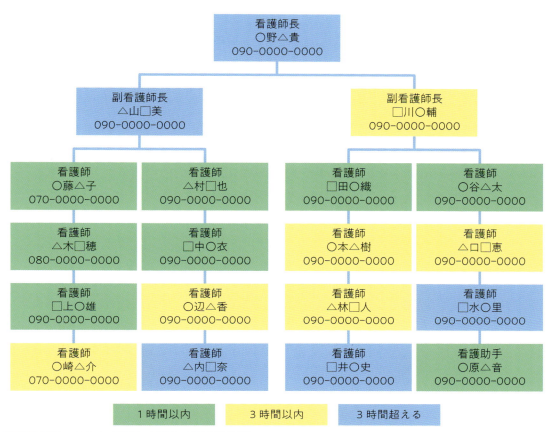

図5 登院にかかる時間順に配置した緊急連絡網

順番に配置すると、より早く参集することを可能にする緊急連絡網 図5 となる。緊急連絡網は、災害時以外にも、体調不良などによる急な勤務変更の際にも活用できるため、整備しておくことは必要である。

災害発生時、職員の安否確認を迅速に行い、事業継続の可否を確認するためのシステムとしては、緊急連絡網の整備のほかに、安否確認システムがある。災害発生時に、事前に登録しているメールに一斉配信し、安否を集計できるシステムであり、さまざまな企業で取り入れられている。経費などの問題もあるため、病院として導入できるか検討する必要がある。

災害時の診療記録

災害発生時の診療記録に関しては、基本的には既存の診療記録を使用することが望ましい。多くの病院では電子カルテを運用していると思われるが、救急外来など一部の部署で紙カルテの運用を継続している病院もある。災害発生時に、被災患者が多く来院すると、電子カルテの台数に限りが

あるため、記録ができなくなってしまうリスクがある。また、システムダウンにより電子カルテが使用できなくなってしまうリスクもある。

このリスクに備え、紙カルテに切り替えて運用する方法を整備しておく必要がある。紙カルテ運用に関しては、トリアージタグを使用する、また、厚生労働省から提示されている災害診療記録 図6 [3] を活用する方法がある。

紙カルテ運用に関しては、災害対応マニュアルで事前にどの場面で使用するものかを決めておく必要がある。例えば、来院した被災患者に対し、全例使用するのか、新設された赤・黄エリア（赤エリア：緊急処置を迅速に施す必要のある重症患者が搬入されるエリア。黄エリア：緊急処置が必ずしも必要ではないが、入院が必要とされる中等症患者が搬入されるエリア）でのみ使用するのか、入院病棟でも継続して使用するのか。特に、緑エリアでは、トリアージタグを運用したほうが効率的である場合もあるので、災害訓練などで十分検証する必要がある。

🔵 災害時のベッドコントロール

災害時、多数来院した被災患者を受け入れるためには、当然、受け入れるための病床を確保するベッドコントロールが必要である。被災患者は基本的には、既存入院患者とは別室で受け入れる。理由としては、平時と比べ被災患者に対し、検査・問診を、十分に行うのが困難なことが挙げられる。そのため、感染症対策の観点から病室は分けて管理することが望ましい。病床を確保するためには、退院可能な患者の退院も考慮するが、公共交通機関や自宅のライフラインの状況などの問題もあるため、安易に退院を促すことはできない。

赤・黄エリアからの入院患者を受け入れるために、既存の患者の転棟も必要となる。その際に重要となることは、既存患者が転棟先の病棟でも現行治療を安全に継続できることである。状況により不慣れな診療科の患者を受け入れざるをえない状況になることも予想されるが、現行治療が継続できるよう転棟先を考慮することが重要である。そのためにも、看護師は幅広い知識・技術を習得し、看護実践能力を高めるための日々の努力が必要である。

◦ まとめ

災害時、「避けられた災害死」を防ぐため、看護師は各部署で診療が継続できるよう活動する。そのためには、病院の事業継続計画（business continuity plan；BCP）、災害対応マニュアルを理解し、平時から備えておくことが重要である。また、実際に行動がとれるよう、定期的な訓練の実施が重要である。そして、「普段行っていないことは災害時にもできない」といわれているように、平時から看護実践能力を高めるような自己研鑽を継続していくことが大切である。

○ 準備期に行う体制整備・自施設で確認しておくべきこと

（別添3）

災害診療記録 2018

1頁/4頁

＊は必須記録項目

＊初診日		西暦　　　　　年　　　　　月　　　　　日
＊初診医師氏名		
＊患者氏名　（カタカナ）		最初の7文字をメディカルIDに転記
（漢字等）		氏名不詳なら個人特定に役立つ情報（救出された場所や状況等）を記載 性別：　男　・　女
＊生年月日・年齢		西暦・明治・大正・昭和・平成　　　年　　　月　　　日（　　　）歳 年齢不詳の場合は推定年齢
保険証情報		保険者番号：　　　　　記号：　　　　　　番号：
［携帯］電話番号		
＊住所	自宅：〒	状態：□健存　□半壊　□全壊
	□避難先1：□避難所名（　　　　　　　　　）□知人宅　□テント　□車内　□その他	
	□避難先2：□避難所名（　　　　　　　　　）□知人宅　□テント　□車内　□その他	
連絡先	□家族・□知人・□その他・□連絡先なし	
職　業		

【禁忌事項等】
　　□アレルギー
　　□禁忌食物

【特記事項（常用薬等）】
　　□抗血小板薬（　　　　　　　　　　　　　　　　　　　　　　　）
　　□抗凝固薬　□ワーファリン（　　　　　　　　　　　　　　　　　）
　　□糖尿病治療薬　□インスリン　□経口薬（　　　　　　　　　　　　）
　　□ステロイド（　　　　　　　　　　　　　　　　　　　　　　　）
　　□抗てんかん薬（　　　　　　　　　　　　　　　　　　　　　　）
　　□その他（　　　　　　　　　　　　　　　　　　　　　　　　　）
　　□透析
　　□在宅酸素療法（HOT）
　　□災害時要配慮者：□高齢者　□障害者　□乳幼児　□妊婦　□日本語が不自由□その他（　　　　　）

【要保護者】□支援者のいない要配慮者等　該当状況：□身体的/□精神的/□社会的/□その他（　　　　　）

＊傷病名	＊開始	診察場所	＊所属・医師サイン
	年 月　　日		

メディカルID＝西暦生年月日8桁＋性別＋氏名カタカナ上位7桁
例）1950年09月08日生まれ　男性　トヨトミヒデヨシ⇒　19500908M トヨトミヒデヨ

トリアージタグ	□赤　□黄　□緑　□黒　番号：

メディカルID									M／F							

図6　災害診療記録（1ページ目）（文献3より引用）

Emer-Log 2024年 秋季増刊　117

2頁/4頁

患者氏名 （カタカナ）	＊氏名不詳なら個人特定に役立つ状況情報を記載	初診医師氏名	

一般診療版 J-SPEED2018 当てはまるもの全てに ☑

	初診日	西暦　　　　年　　　月　　　日	再診 日付	再々診

バイタルサイン

意識障害：□無・□有	呼吸数：　　/ min	
血圧：　　/　　mmHg	体温：　　℃	
脈拍：　　/ min　整・不整		

Demographics	年齢	歳		
		□0歳, □1-14歳, □15-64歳, □65歳 -		
性別・受診区分	1 □ 男性		□	□
	2 □ 女性（妊娠なし）		□	□
	3 □ 女性（妊娠あり）		□	□
	4 □ 中等症（トリアージ黄色）以上		□	□
	5 ☒ 再診患者		□	□

身長・体重	身長：　　cm	体重：　　/ kg
既往症	□高血圧　□糖尿病　□喘息　□その他	
予防接種	□麻疹　□破傷風　□今期インフルエンザ　□肺炎球菌 □風疹　□その他（　　　　　）	
主訴		
現病歴 （日本語で記載）	□外傷⇒黄色タグ以上は外傷版記録へ（J-SPEED は記入） □精神保健医療⇒精神保健医療版記録へ（J-SPEED は記入）	

Health Events			再診	再々診
外傷・環境障害	6 □ 頭頸・脊椎の重症外傷（PAT 赤）		□	□
	7 □ 体幹の重症外傷（PAT 赤）		□	□
	8 □ 四肢の重症外傷（PAT 赤）		□	□
	9 □ 中等症外傷（PAT 赤以外・入院必要）		□	□
	10 □ 軽症外傷（外来処置のみで加療可）		□	□
	11 □ 創傷		□	□
	12 □ 骨折		□	□
	13 □ 熱傷		□	□
	14 □ 溺水		□	□
	15 □ クラッシュ症候群		□	□
症候・感染症	16 □ 発熱		□	□
	17 □ 急性呼吸器感染症		□	□
	18 □ 消化器感染症、食中毒		□	□
	19 □ 麻疹疑い		□	□
	20 □ 破傷風疑い		□	□
	21 □ 急性血性下痢症		□	□
	22 □ 緊急の感染症対応ニーズ		□	□
高度医療	23 □ 人工透析ニーズ		□	□
	24 □ 外傷以外の緊急の外科的医療ニーズ		□	□
	25 □ 感染症以外の緊急の内科的医療ニーズ		□	□
精神	26 □ 災害ストレス関連諸症状		□	□
	27 □ 緊急のメンタル・ケアニーズ		□	□
その他	28 □ 深部静脈血栓症／肺・脳・冠動脈塞栓症疑い		□	□
	29 □ 高血圧状態		□	□
	30 □ 気管支喘息発作		□	□
	31 □ 緊急の産科支援ニーズ		□	□
	32 □ 皮膚疾患（外傷・熱傷以外）		□	□
	33 □ 掲載以外の疾病		□	□
公衆衛生	34 □ 緊急の栄養支援ニーズ		□	□
	35 □ 緊急の介護／看護ケアニーズ		□	□
	36 □ 緊急の飲料水・食料支援ニーズ		□	□
	37 □ 治療中断		□	□

診断		

処置	□無・□有	

処方	□無・□有	

Procedure & Outcome			再診	再々診
実施処置	38 □ 高侵襲処置（全身麻酔・入院必要）		□	□
	39 □ 低侵襲外科処置（縫合・デブリドマン等）		□	□
	40 □ 四肢切断（指切断を除く）		□	□
	41 □ 出産・帝王切開・その他産科処置		□	□
転帰	42 □ 医療フォロー不要（再診不要）		□	□
	43 □ 医療フォロー必要（再診指示）		□	□
	44 □ 紹介（紹介状作成等）		□	□
	45 □ 搬送（搬送調整実施等）		□	□
	46 □ 入院（自施設）		□	□
	47 □ 患者自身による診療継続拒否		□	□
	48 □ 受診時死亡		□	□
	49 □ 加療中の死亡		□	□
	50 □ 長期リハビリテーションの必要性		□	□

転帰	□帰宅 □搬送 → 搬送手段 　　　　　搬送機関 　　　　　搬送先 □紹介 → 紹介先 □死亡 → 場所 　　　　　時刻 　　　　　確認者

Context			再診	再々診
関連性	51 □ 直接的関連あり（災害による外傷等）		□	□
	52 □ 間接的（環境変化による健康障害）		□	□
	53 □ 関連なし（悪性腫瘍等・診察医判断）		□	□
保護	54 □ 保護を要する小児（孤児等）		□	□
	55 □ 保護を要する成人高齢者		□	□
	56 □ 性暴力		□	□
	57 □ 暴力（性暴力以外）		□	□
追加症候群	58 □		□	□
	59 □		□	□
	60 □		□	□

対応者署名 （判読できる文字で記載）	所属（チーム名等）	医師	看護師
	薬剤師	業務調整員	その他　　データ入力

〈メモ〉

＊追加症候群は保健医療調整本部等からの指示に応じて集計

メディカル ID＝西暦生年月日 8 桁＋性別＋氏名カタカナ上位 7 桁

メディカル ID									M/F							

図6　災害診療記録（2 ページ目）（文献 3 より引用）

Emer-Log 2024年 秋季増刊

用語解説 災害サイクル

災害発生から次の災害が発生するまでの時間経過をサイクルとして捉えた考え方。災害の種類、規模により時間経過は異なるが、平穏期／準備期・超急性期・急性期・亜急性期・慢性期・復旧復興期の順で経過していく。

用語解説 EMIS

広域災害救急医療情報システム（emergency medical information system）のこと。被災した都道府県を越えて災害時に医療機関の稼動状況など災害医療に関わる情報を共有し、被災地域での迅速かつ適切な医療・救護に関わる各種情報を集約・提供することを目的としたシステムである。阪神・淡路大震災を契機として1996（平成8）年から運用を開始し、これまでさまざまな災害に活用されている。

[引用・参考文献]
1)　DMAT隊員養成研修スライド.
2)　厚生労働省. 日本DMAT活動要領. 令和4年2月8日（改正）. https://www.mhlw.go.jp/content/10800000/000898830.pdf（accessed 2024-07-09）
3)　災害診療記録2018（一般診療版）. https://www.mhlw.go.jp/content/000967741.pdf（accessed 2024-05-17）
4)　日本労働安全衛生コンサルタント会. リスクアセスメント担当者養成研修（厚生労働省委託：平成24年度リスクアセスメント研修事業受講者用テキスト）. https://www.mhlw.go.jp/bunya/roudoukijun/anzeneisei14/dl/130624-1.pdf（accessed 2024-05-17）

（江津 繁）

施設の災害対応マニュアル・BCP見直しのためのチェックリスト

② 施設の災害対応マニュアル・BCP見直しのためのチェックリスト **ダウンロード**

災害対応マニュアルと BCP の特徴

BCP とは何か

BCP とは、Business Continuity Plan（事業継続計画）の略称で、企業が事業を継続するために、災害や事故、システム障害などの緊急事態に備えて事前に策定する計画のことである。主な内容として、表1のようなものが含まれる。

日本においては、2007 年に内閣府が「中央省庁業務継続ガイドライン」を策定し、各省庁への BCP 策定を要請した。また2010 年に内閣府が「地震発災時における地方公共団体の業務継続の手引きとその解説」を策定した。そして平成 23 年（2011 年）東北地方太平洋沖地震（いわゆる東日本大震災）を契機に加速化し、2013 年の災害対策基本法の改正で医療機関では BCP 策定義務化の方針が強まり、さらに 2020 年から起こった新型コロナウイルス感染症（COVID-19）のパンデミックを経た現在では、有事の指針である BCP の管理・運用とともに平常時から事業継続に向けた取り組みを行い、有事の際の対応力を高める BCM（business continuity management：事業継続マネジメント）が求められている。

表1 BCP に含まれる内容
・緊急時の初動対応
・重要業務の特定と復旧手順
・バックアップ体制の構築
・代替拠点の確保
・従業員の安全確保
・顧客・取引先への対応
・訓練・見直しの実施

災害対応マニュアルと BCP の違い

平成 7 年（1995 年）兵庫県南部地震（いわゆる阪神・淡路大震災）を契機に、「災害拠点病院」が整備されるとともに、直下型地震で生じた外傷患者の受入の手順書として「災害対応マニュアル」が策定されてきた。一方、BCP は「Business」の頭文字を冠するように、緊急事態に直面した企業の業務継続のための計画書から始まり、2011 年の東日本大震災が契機となり、災害拠点病院だ

けでなく医療機関全般に義務付けられるに至っている。つまり、現場の課題を解決するために編纂された「災害対応マニュアル」と政策側の要請で義務化された「BCP」では、その成り立ちから異なっているのだ。

もう一つの違いは、「災害対応マニュアル」が救急外来とトリアージなど緊急時の初動対応の方法論や手順に限定された範囲に言及のとどまっているのに対し、「BCP」は医療機関全体にまで範囲が広がり、かつ事前準備や急性期などの時間的広がりを含む、より広範囲な内容を取り扱っていることである。

これら2つの「違い」が生じた原因の一つは、「災害対応マニュアル」と「BCP」の策定目的が異なることにある。行政側から医療機関にもたらされた「BCP」は本質的に「予算獲得」が主目的であり、他方、「現場の課題解決のための指針」が「災害対応マニュアル」の主目的である。

見直しの目的と目標

災害対応マニュアルやBCPの、見直しの目的と目標をハッキリさせよう。

これらの書類の利用価値は、被災時にも医療施設の役割を果たすために必要な準備・訓練の根拠たりうることである。根拠たるためには、準備のための「予算獲得」と訓練すべき「対処方針」を提示するという、2つの「目的」の区別が必要である。同時に「原因事象」という災害種別の準備と、被災の結果として直面する課題の「結果事象」への対処という、2つの「目標」を明確にすべきである。

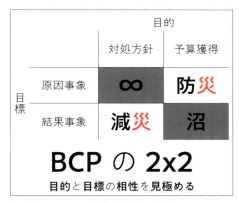

図1　BCPでの目的と目標の相性

これら2つの目的と2つの目標を組み合わせると、図1のように、災害の被害を防ぐ「防災」と被災した状況を生き抜く「減災」の関係性が見えてくる。予算獲得によって準備された「防災」が機能していれば、被災には至らない。しかし、災害の力が「防災」を上回れば被災となり、「減災」の出番がやってくる。

ちなみに、「原因事象×対処方針」の組み合わせは、「災害別マニュアル」の策定という無限大の努力を要求する世界に踏み込むことになる。他方、「結果事象×予算獲得」の組み合わせは、無尽蔵な金銭を注ぎ込む沼に浸かることになる。いずれにせよ、割に合わない投資であるので、妥当な目的と目標の組み合わせを選ばねばならない。

ここからは「減災」のための書類の見直しポイントを中心に解説する。

BCP 策定過程のおさらい

● 一般的な BCP 策定手順とは

2016 年に策定され 2023 年に改定された「大規模災害発生時における地方公共団体の業務継続の手引き」[1) の第 2 章「業務継続計画の策定」で 6 つの手順が示されている 図2 。最初に「業務継

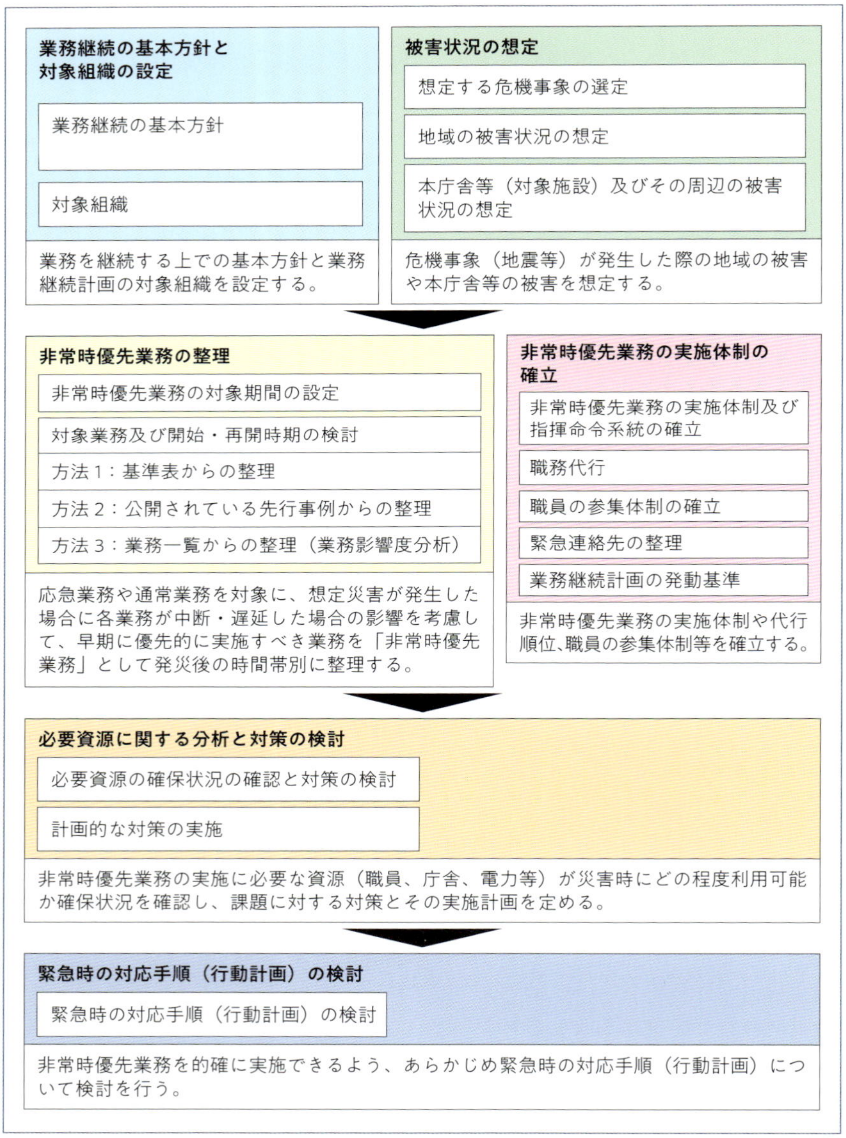

業務継続の基本方針と対象組織の設定	被害状況の想定
業務継続の基本方針	想定する危機事象の選定
	地域の被害状況の想定
対象組織	本庁舎等（対象施設）及びその周辺の被害状況の想定
業務を継続する上での基本方針と業務継続計画の対象組織を設定する。	危機事象（地震等）が発生した際の地域の被害や本庁舎等の被害を想定する。

非常時優先業務の整理	非常時優先業務の実施体制の確立
非常時優先業務の対象期間の設定	非常時優先業務の実施体制及び指揮命令系統の確立
対象業務及び開始・再開時期の検討	職務代行
方法1：基準表からの整理	職員の参集体制の確立
方法2：公開されている先行事例からの整理	緊急連絡先の整理
方法3：業務一覧からの整理（業務影響度分析）	業務継続計画の発動基準
応急業務や通常業務を対象に、想定災害が発生した場合に各業務が中断・遅延した場合の影響を考慮して、早期に優先的に実施すべき業務を「非常時優先業務」として発災後の時間帯別に整理する。	非常時優先業務の実施体制や代行順位、職員の参集体制等を確立する。

必要資源に関する分析と対策の検討

必要資源の確保状況の確認と対策の検討

計画的な対策の実施

非常時優先業務の実施に必要な資源（職員、庁舎、電力等）が災害時にどの程度利用可能か確保状況を確認し、課題に対する対策とその実施計画を定める。

緊急時の対応手順（行動計画）の検討

緊急時の対応手順（行動計画）の検討

非常時優先業務を的確に実施できるよう、あらかじめ緊急時の対応手順（行動計画）について検討を行う。

図2 業務継続計画の策定のための検討手順書（文献1より引用、一部改変）

続の基本方針と対象組織の設定」があり、「被害状況の想定」が続き、最後に「緊急時の対応手順（行動計画）の検討」で終わっている。これは「原因事象」に基づく策定方法であり、この先には災害種別と想定の組み合わせによる無数の計画書を作成する、という落とし穴が待ちかまえている。

●「医療機関の BCP」を考える

しかし、現場の課題という「結果事象」に着目してみると、被災原因を問わず「人手の不足」「モノの不足」「情報の不足」という3つの不足に、現場は直面していることがわかる[2~9] 図3 。現場の課題解決のためには、これら3つの不足の対処方法を「緊急時の対応手順（行動計画）」として職員に提示すべきである。

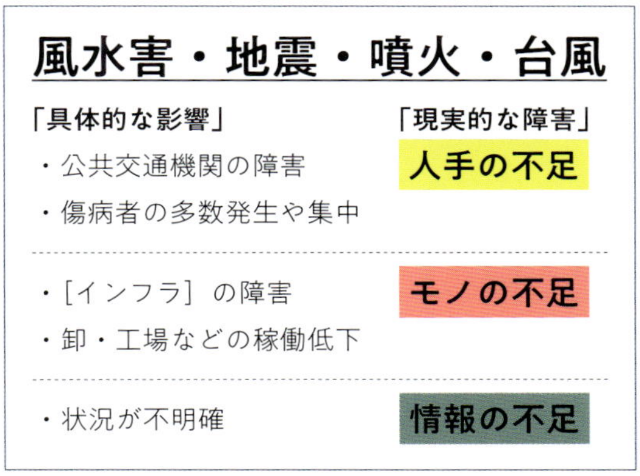

そのため「医療機関」という特徴ある組織では、必ずしも 図2 の「BCP」策定手順をなぞる必要はない。その理由は、以下のことが明確であるからだ。

風水害・地震・噴火・台風

「具体的な影響」 「現実的な障害」

・公共交通機関の障害
・傷病者の多数発生や集中 **人手の不足**

・[インフラ] の障害
・卸・工場などの稼働低下 **モノの不足**

・状況が不明確 **情報の不足**

図3 現場が直面する課題は「3つの不足」

①「業務継続の基本方針と対象組織の設定」と「非常時優先業務の整理」については、「患者の命を普段の組織で守る」以外にない。

②「非常時優先業務の実施体制の確立」については、「夜間・休日の診療体制」がすでに存在する。

③「必要資源に関する分析と対策の検討」については、「3つの不足への対処」が優先的に解決すべき課題である。

つまり医療機関においては、「被害状況の想定」を経ずとも、「緊急時の対応手順（行動計画）の検討」に優先的に取り組むことができるのだ。

BCP・災害対応マニュアル見直しのためのチェックポイント

「BCP」は、「被災時の業務継続のための活動」の指針でなくてはならない。一方、既存の「災害対応マニュアル」は外傷患者のトリアージ・受入訓練に限定されていることが多く、そのままでは「被災時の現場の課題解決のための指針」としては不十分である。

まずは、 図4 に示した「災害傷病などの患者への対応」と「発災直後の各部署における安全確保・安否確認・緊急点検」「報告書提出」「災害対策本部の設置」「情報収集」だけでなく、その間をつなぐ行動が、既存の「災害対応マニュアル」によって職員に提示されているかをチェックする。

著者の所属する医療機関群では、「間をつなぐ記載」がかつてのマニュアルには存在していなか

った。そのため、「大量の傷病者が発災直後から押し寄せる」災害を想定した総合防災訓練を企画しても、報告書で被害報告される設定はなく、「病院に損傷はなく、通信設備も輸血も十分に使える」という都合の良い想定で行うことが通例となっていた。しかしながら、多数傷病者を発生させた災害であれば、その災害は同じ場所にある医療施設にも大きな被害を与えているだろう。「病院は無事で、緊急参集も揃っている」ような想定で「災害傷病などの患者への対応」が行える可能性は極めて少ないと「想定」すべきである。

このような前提に立てば、「災害傷病などの患者への対応」の内容と程度を決定するためには、入院病棟・検査室・リハビリテーション室・一般外来などの被害程度の把握や、電子カルテをはじめとする病院情報システムの稼働状況を考慮した上で、救急外来に投入できる人的・物的資源を見積もる情報管理が先行しなければならない。つまり、図5に示すような行動の連続した活動フローが必要である。

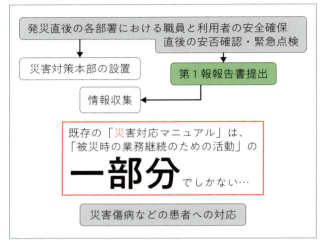

図4　災害対応マニュアルは一部の記載しかない

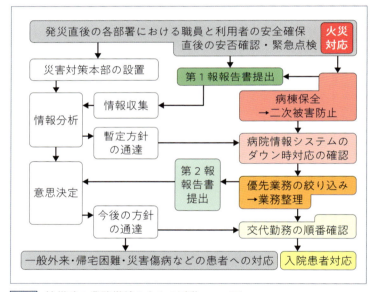

図5　被災時の業務継続のための活動フロー図

被災時の業務継続のための活動フロー図

「被災時の業務継続のための活動フロー図」と名付けた図5は、東京都立病院機構の5つの病院が、4年間続けて各病院の年1回の総合防災訓練の機会を使って共同開発した。先行開発した「減

災カレンダーHDMG」（文末のURL・QRコード参照）を個別の行動の修得教材として用い、「3年間で8割の職員が訓練を経験する」という目標を掲げたプロジェクト研究の成果である[10]。

このフロー図は、上から下に時間軸が設定され、「発災直後の安全確保と安否確認・緊急点検」（上のグレーの部分）は施設全体で共通である。それ以後は、左右で活動の担当が異なっている。左側の一連の行動（白地の部分）は災害対策本部の活動であり、右側の行動の連なり（色付きの部分）は病棟・部署の活動を示している。途中に報告書と通達の交換が2回あり、全体方針に沿って「外来」（下のグレー部分）と「入院」（黄色部分）の2つの対応に進む。

以下に各活動のポイントを示す。

活動1：病棟・部署は自律的に行動して報告書を作る

各病棟・部署は、発災直後に緊急点検や応急対処を号令がなくても、災害対策本部の情報管理の材料となる報告書を提出し、並行して部署の保全を始める 図6 。

図6 全体の被災直後の動き

活動2：災害対策本部は情報を管理する

図7 にあるように、①各病棟・部署の報告書を集め、②受け取った報告書を集計・分析し、③分析に基づいた対処の優先順位の意思決定を行い、④意思決定に従った対処方法を各病棟・部署に伝達周知する、という「情報取集→情報分析→意思決定→方針の通達」の4つの行動が連なる活動が「情報管理」である。災害対策本部の活動の中心は、「情報管理」を通じての「情報の不足」への対処である。

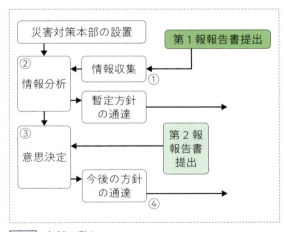

図7 本部の動き

「暫定方針」とは「医療継続するのか病院避難なのか」の組織の大きな方針であり、主にインフラストラクチャーの稼働状況に基づいて判断される。「今後の方針」とは、今晩の勤務シフトや食事・休息の場所など、主に職員や患者の状況に応じて調整される方針である。

活動3：病棟・部署は業務をトリアージし、勤務シフトを確認する

暫定方針の通達 図8-① により、施設全体の被害状況や、「病院情報システムは稼働している？」「停電しているけれど非常用発電機で何時間の電気が使える？」「院内で使えない場所はある？」などの疑問や心配事が解決されたら、各部署や病棟は「業務仕分け」を行う。そして、仕分けた結果から「応援を出せるのか」「応援がほしいのか」を第2報報告書に書き、災害対策本部に知らせて組織全体の把握に寄与する 図8-② 。

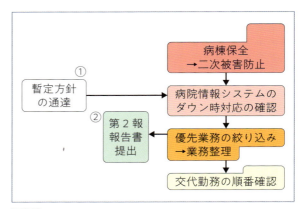

図8 病棟・部署の動き

図8 の色付きの部分の行動の中心となるのは、「優先業務の絞り込み→業務整理」（オレンジ色部分）である。被災時には圧倒的な「人手の不足」と「モノの不足」に見舞われる。その対処方法の主軸は「節約」であり、患者の生命維持に直結する業務のみを行うと決定することにより獲得される。実際には、患者に出されている指示（バイタルサイン測定・点滴指示など）を「行う」「延期する」「製剤を変更して回数を減らす」など、一つ一つすべての患者に対して検討する行為である。この「患者に出されている指示のトリアージ」の目的は、看護師の労力を軽減し、次の「交代で休息」（アイボリー色部分）する状況を作り出すためであり、新入院を受け入れることは二次的な結果であることは、注意すべきポイントである。

業務継続体制への課題抽出

各行動の根拠や実際に使う書類・機材のチェック

多くの場合、既存の「災害対応マニュアル」は、 図5 のフロー図の一部分しかカバーできていない。そのため、 図9 を使って次のチェックを行う。

例えば、「第1報報告書提出」（図5の緑色部分）の行動が適切になされるためには、図9の①報告書の統一、②緊急電話連絡すべき内容の整理、③書類報告の内容の整理、という3つが事前になされている必要がある。同様に図5の「災害対策本部の設置」を行うには、図9の本部要員の参集基準が整っている上で、命令権者一位の病院長が不在の際の次席を含め、当直医や夜勤看護者の順位が明確にしてある必要がある。

各行動の根拠や実際に使う書類・機材をチェックしていくと、「災害対応マニュアル」を生かし

つつ「BCP」として生まれ変わらせるために必要な整備事項が整理される。

業務継続体制への整備ポイント

図9 に基づき課題を整理したら、次は整備する順番を決める。この改善計画の作成ポイントは「フロー図 図5 の上位にあるものから着実に整備する」ことである。

理由の1つ目は、「火災対応」（赤部分）ができなければ、それに続く「病棟保全→二次被害防止」（濃いピンク部分）の行動には移れないように、上位の行動は、下位の行動の前提や必要条件になっているからである。

2つ目の理由は、下位の行動が必要となるまでには被災時でも若干の時間的な猶予が残される。たとえ整備が間に合わなくとも、この猶予を使って「突貫工事」で暫定ルールを作り、対応をしながら現状に合わせる、という方策をとるためには、上位行動が自律的に実施される体制が望ましい。

つまり、 図9 最下段の「入院患者の治療水準の確認」（黄色部分）のための会議よりも、「消火器の設置場所と取り扱い／避難の基準と誘導の方法／防災センターへの通報」（赤部分）の手順や根拠を整え訓練することを優先すべきである。

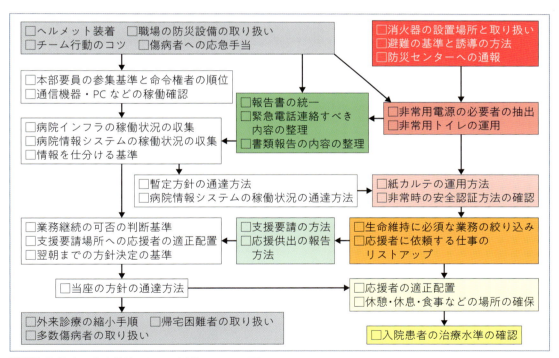

図9　被災時の業務継続のための活動のチェック票
「被災時の業務継続のための活動フロー図」の各行動の根拠、各施設の準備状況やマニュアルなどの書類の有無をチェックしよう。

▶「生きた訓練」の企画運営のポイントと注意点

　見直された「BCP」が「生きた書類」に生まれ変わるためには、訓練が不可欠である。しかし、シナリオを作って訓練するという発想では、災害対策マニュアルの時代に逆戻りする。「生きた訓練」を行うためには、以下の3つがポイントとなる。

●「企画運営のチーム」を作る

　最初のポイントは、「企画運営のチーム」を作ることであり、その方法として他院の訓練を真似て動いてみることをおススメする。例えば当院のツールを活用いただいても良い。コロナ禍真っ盛りのコロナ病棟で患者が入院している状態での訓練風景の動画（文末のURL・QRコード参照）を見た後、その中で使われているアクションカードを手に取りながら、自分の病棟・部署でできる限り再現してみよう。建物の形が異なるため完全な再現は不可能だが、再現するにあたっての「課題抽出」はできるはずである。

　それらの課題の多くは、図9 のチェック票で指摘した課題と重なる。つまり、頭で考えた課題と体験から得られた課題とが一致することで、改善に取り組む強い動機になる。

●看護師の役割を明確にする

　「命を守る」ことが使命であり、存在理由でもある医療機関において、実際に「命を守る」行為を患者に届けているのは「看護師」である。容態を24時間365日継続して観察し、必要な投薬を準備・実施し、苦悩を傾聴し、その声を代弁者としてほかの医療スタッフに届ける「看護師」によって、患者の命は守られる。

　医師も手術や処置を直接的に施すことはあるが、入院する時間に占める割合は圧倒的に少ない。そのため医師が行うべき業務は、看護師が行う直接業務が適切に間違いなく行われるように、配慮の行き届いた的確な指示を出すことである。同様に、薬剤師・臨床検査技師・診療放射線技師・事務の役割は「直接業務」が滞らないように支援することである。そして、これらの「直接業務」「指示業務」「直接業務の支援」が行える環境を整えるための「全体への支援業務」を管理者が行う。この構造が、命を守り、患者中心の医療を体現するためには必要である 図10 。

　胎児を救うためには母体を救わねばならない、という救命救急の大原則と同じく、患者を守るには看護師が実行できる計画・準備・

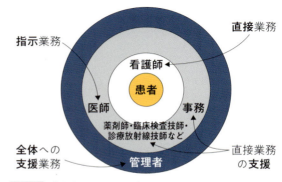

図10 「患者の命を守る」構造

訓練をせねばならない。そのため、医療機関における最大勢力である看護師が「見直し」に果たす役割は極めて大きい。端的に言うと、その成否は「看護師のやる気」にかかっている。

◆「自分の病棟・部署が助かればよい」から始める

もちろん、見直しに向け看護師がそのやる気を出すために、病院としての指示が先行すべし、という主張にも一理ある。しかし、実際に被災当時に困るのは病棟の看護師であったという事実と向き合えば、自分たちの病棟を自分たちでも守るために、勝手に修練するほうが理に適っている。プロフェッショナルたるもの、自分の心身を守るために必要な技能は強制されて学ぶべきことではない。そのための教材として「減災カレンダーHDMG」を使い、同僚とともに「自分たち"は"生き残る」という自己中心的な動機で前に進もう。自分と同僚の準備ができていれば、もしも被災したとしても、自分たちの受け持ち患者を守ることはできる。その上で、右往左往している隣の部署に手を差し伸べることもできる。

実際、人や組織を変えることは容易ではない。しかし、自分の行動を変えることはできるし、同僚が共鳴して行動を変えてくれることも多い。上からの指示を待っていても「災害対応マニュアル」や「BCP」の見直しは始まらないし、ましてや訓練に結びつくことはない。世界を変える鍵は、あなたが変わることだ。

以上の３つが、「生きた訓練」の企画運営のポイントと注意点である。

業務継続のポイントと注意点

見直した「BCP」を使って「生きた訓練」をしておくと、被災初日の最初の数時間を生き延びることができる。この「フェーズ0」の時間帯を生き延びた後の業務継続のポイントと注意点を 図11 で概説する。

◆「今いる入院患者が守れるか?」

最初に「今いる入院患者が守れるか?」を問う。「できる／無理」の選択は感覚的でよい。以後の検討で選択は変化するし、状況は刻々と変わるので、選択は繰り返し続けねば患者は守れない。

「できる」のなら「現状を維持」していくが、人は休まなければ働けないので「交代勤務を導入できるか?」と問いかける。「できる」なら最初の問いに戻ろう。しかし、緊張が続いている被災状況では、休むことも重要な仕事である。いずれ「無理」になるので、改善方法を前もって検討する。

◆「すぐに転院ができる?」

患者が守れないのであれば、「転院できる患者」を探す。その患者が医療資源や看護労力を大き

Emer-Log 2024年 秋季増刊　**129**

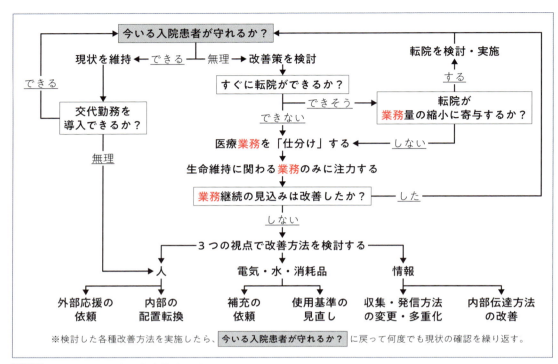

図11 フェーズ0以降の業務継続のポイント

く必要とするのであれば、「転院が業務量の縮小に寄与」するだろう。その一方で、さほど「寄与しない」、もしくは「転院できる患者がいない」場合には、医療業務の「仕分け」として、「生命維持に関わる業務のみに注力する」という決断と実行が業務継続のポイントとなる。

●「業務継続の見込みは改善したか？」

「仕分け」で業務を減らしただけで、今晩を乗り切れるかもと感じられたら、しばらく時間を置いてから「今いる入院患者が守れるか？」を再び問おう。状況が変わり職員が疲れてくれば、選択の結果は変わる。過去の選択に捕らわれずに、「現状」に応じて検討することが注意点となる。

業務継続の見込みが改善「しない」のであれば、改善方法を急ぎ検討しよう。残された時間は限られている。検討にあたっては、人手・モノ・情報の「3つの視点」で現状を評価する。そうすれば、対処方法も自ずと決まってくる。

● 再び「今いる入院患者が守れるか？」を問う

患者がいる限り業務はずっと続いていく。つまり、この問いの価値は変化しない。変わるのは問いかける頻度である。発災から日が経てば、1日1回、週に2回など間隔が空くし、再被災すれば1時間ごとに戻る。

見直しに向けた心構え

　災害対応マニュアルやBCPの見直しは容易ではない。しかし、被災時への準備を自分の病棟・部署で見直すことはすぐにできる。

　あなたがけがを負ったり病気に罹ったりすれば、プロフェッショナルとして入院患者も救急患者も助けられない。そうなれば、苦労した見直し作業も訓練も役に立たない。だから、あなたと隣の同僚がけがをしないで元気でいられるよう職場と自宅を整えておこう。

　その方法は、整理・整頓・清掃・清潔・躾（しつけ）の「5S活動」である。自身と家族と同僚と患者を守ることができる環境があってこそ、被災後の世界に対処できる。

　周りを見回して、手の届く世界を今すぐ変えよう！

「減災カレンダーHDMG」の紹介・申し込みは以下から。
● 東京都立病院機構 東京都立広尾病院：減災カレンダーHDMG ほか
https://www.tmhp.jp/hiroo/about/juuten/saigaiiryou/gensai_calendar.html

「生きた訓練」を実施する際のツールとしてご活用をおススメする動画は以下から。
● 都立広尾病院 総合防災訓練2022
　（Hiroo Disaster Management Group/Healthcare Disaster Management Guide 限定公開動画チャンネル）

https://www.youtube.com/watch?v=1zzGDtvjerk

[引用・参考文献]
1) 内閣府（防災担当）．大規模災害発生時における地方公共団体の業務継続の手引き．令和5年5月．https://www.bousai.go.jp/taisaku/chihogyoumukeizoku/pdf/R5tebiki.pdf（accessed 2024-5-12）
2) 小千谷総合病院看護部．新潟県中越大震災 小千谷総合病院看護部活動記録：その時、看護は……．2007．
3) 石丸かずみ．石巻赤十字病院、気仙沼市立病院、東北大学病院が救った命：東日本大震災 医師たちの奇跡の744時間．久志本成樹監．東京，アスペクト，2011, 180p.
4) 東邦銀行．東日本大震災の総括．2012. https://www.tohobank.co.jp/pdf/shinsai_soukatsu.pdf（accessed 2024-5-12）
5) 池田悦博．本当に使えるBCPはシンプルだった。：経営者のための3つのポイント．東京，税務経理協会，2012, 116p.
6) 中村太造．熊本地震 老健施設7日間の奮闘記．東京，インプレスR&D，2016, 70p.
7) 済生会熊本病院．済生会熊本病院 熊本地震の記録：その時、何を思い、どう動いたか．2016.
8) 益城病院広報誌制作委員編．益城病院臨時広報誌：あの時わたしは～熊本地震をふり返る～．熊本，社会医療法人ましき会，2017.
9) 環境都市構想研究所．北海道胆振東部地震による病院への影響調査．2019.
10) Nakajima, Y. et al. Report on the Project on the Implementation of Continuity Operations in Disaster-Affected Healthcare Facilities Using Gensai Calendar HDMG and COOP Flow Diagram. J. Disaster Res. 18（2），2023, 114-23.
11) 中島康．被災しても医療を止めない病院「業務継続」実践ガイド．愛知，日総研出版，2022, 124p.
12) 中島康．アクション・カードで減災対策 全面改訂．愛知，日総研出版，2016, 128p.

（中島 康）

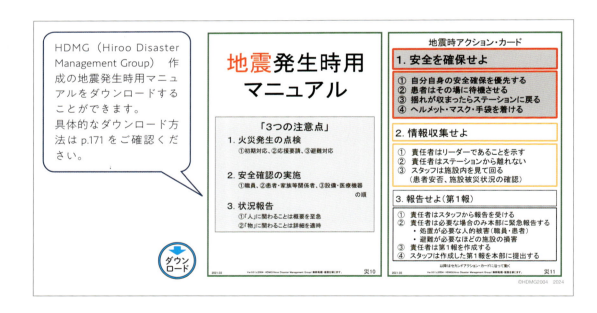

準備期に行う体制整備・自施設で確認しておくべきこと

3章 ③ アクションカード作成の際の考え方とひな形

③

アクションカード作成の際の 考え方とひな形

はじめに

　災害発生時には想定外の出来事が頻発し、その対応が遅れると混乱を招くことが予想される。初動のポイントとしては、すみやかに指揮命令機能を持つ本部を立ち上げること、職員・患者・施設の安全を確認し、情報の集約を行い、対応方針を決定することとなる。多くの医療の現場において看護職は職員の半数以上を占めている。外来患者の受け入れや傷病者の対応、一方では入院患者の安全確認、患者・家族の不安への対応、新規患者の受け入れ態勢の整備と受け入れの実施など、看護職に期待される役割は大きいといえる。

　発災後の多くの施設では、建物、ライフライン、医療設備の被害によって診療体制に不具合が生じ、災害マニュアルどおりの体制を整えることができなかったと報告している。これら施設は災害対策マニュアルを作成していたが、発災後に使用されることは一度もなかったとの報告もあった。その理由として、地震発生直後にマニュアルを見る余裕がなかったことや、災害対策マニュアルがあること自体知らなかったことを挙げた職員がいた施設もあった。既存の災害対策マニュアルを使用しなかったのには、「内容が複雑すぎて活用できなかった」[1] ことも理由の一つにある。つまり、災害発生時の混乱期に使用するアクションカードは、各部門のスタッフが迷わず迅速に対応でき、災害発生時に各職員がすべき行動と役割がわかりやすいものである必要があると考えられる。自部署の点検をして、すみやかな行動に移行できるアクションカードを作成していこう。

アクションカードの作り方

アクションカードとは

　災害発生時の混乱した状況の中で、管理者が適切な指示を与えることや職員がマニュアルに沿っ

Emer-Log 2024年 秋季増刊　133

て行動するのは困難である。そこで、災害発生時に取るべき行動を記載したもの（アクションカード）を用いると、災害時に適切な行動が取れるといわれている。アクションカードには、「カード式のものだけではなく、壁に貼るタイプなどさまざまな形態」[2]がある。

アクションカードは災害発生時のスタッフの「ガイド」であり、できるだけ効率よく災害発生時の初動対応を実施することを目的として作られたものである。アクションカードには、災害対策マニュアルに準じて、個々の役割に対する具体的な指示が書き込まれており、その役割に就いた人がアクションカードを読めば、必要な行動がわかるようになっている。

このように、アクションカードは具体的な行動を表す。その行動について、「訓練やシミュレーションを行い、マニュアル同様、修正を行っていく必要がある」[2]。訓練で活用したり、過去の経験を見たり聞いたりすることで準備の大切さを感じ、改定・改善を繰り返していくことが大切だ。

● アクションカードは道しるべ

夜間の大規模災害が発生したら、その時勤務している職員でさまざまな出来事に立ち向かっていかなければならない。たまたま災害対応に詳しい職員が勤務していればよいが、多くは期待できないのが実情である。そこで既存の災害マニュアルを取り出しても、どこに何が書いてあるのか、行動に結びつけることができるか、焦ってしまうのは想像に難くない。アクションカードを作成しても、訓練で使用すると、どうもしっくりこないアクションカードになっていることもある。

アクションカードは緊急事態にあった時、現場の職員に配布され、担当する役割のみを記載した行動の指針と考える。災害が発生した直後の行動を想定して「何をするのか」が具体的に記載されたカードは、言い換えれば分厚い災害マニュアルに基づいた行動を、個人や組織全体がすみやかにとるための武器ともいえる。

病院の組織は各部門から成り立っている。アクションカードもその部門数が必要となる。「自部署の具体的な対策を考えよう」をスローガンとして一緒に検討を重ね、各部門の実情に合ったアクションカードを作成していこう。

● アクションカードの内容を考える前に

日常の業務の中から、自部署の仕事の核（コア）になるものを考える。以下に示すように、どの部署でも「自分たちにしかできないことは何か」「次に患者を守るための業務とは何か」について、優先順位も含めて考えることから始める[3]。

①日々の業務を分解してリストアップする。

②優先順位を決める（患者を守るために必須な業務とそれ以外）。

③誰ができるのかを考える（誰でもできるのか、自部署だけか）。

④自部署がやる業務のアクションカードを作成する。

休日や夜間のような職員が少ない時間帯にいる人員でもできる業務を、アクションカードで見え

る化しておくことが重要である。「今日入職した職員でもこれを見れば行動できる」イメージで作成を心がける。また時間の流れを意識していくことも大切だ。

❶作成準備：共通項目と必要な行動・役割

　病院ではさまざまな職種が働いている。部署の特殊性もあるが、まずこれだけは押さえたい項目を "段階的に表示" していく　図1 。

☐ **自分自身の安全の確保**
　☐ テーブルの下に潜る
　☐ 動かない物につかまる、かがんで頭を保護する
　➡☐ 病棟を離れている場合は、階段を使用して自部署に戻る
　　※ここは部署にかかわらず共通
☐ **揺れが収まったら……**
　☐ 仲間の安全を確認する
☐ **被害状況の確認**
　☐ **下記図を基に、受け持ち看護師は受け持ちの部屋を確認する**

地震（揺れ）を感じたら
まず確認

緊急の **処置** が
必要である
☐ 患者
☐ スタッフ

☐ にチェックがない
⇒ 異常なしの報告
☐ **にチェックがある**
⇒ **ありの項目を報告**

水 が
漏れている
☐ 床
☐ 天井

**チェックが
なければ
異常なし**

壁 の崩れがある
☐ 部屋が使えない
☐ 通路が通れない

医療ガス の異常がある
出ない
漏れている音がする
吸引できない

☐ 酸素
☐ 空気
☐ 窒素
☐ 笑気
☐ CO_2（ボンベ）
☐ NO_2（ボンベ）

☐ **入院患者の安全確保**
　☐ 各部屋を回り、患者の在室と部屋の被害状況を確認する
　☐ 検査、手術、リハビリテーションなどで不在の患者を確認する
　　※最寄りの部署で確認する
　☐ ベッド柵を上げ、布団をかけ、頭部を確認する
　☐ 点滴スタンドをテープなどでベッドに固定する
☐ **家族、面会者の状況の確認**
☐ **被害状況報告書の記載と本部への報告**
☐ **点滴継続を検討する**
☐ **非常持ち出し書類の確認（患者緊急連絡先、病床マップ、職員緊急連絡網、勤務表など）**
☐ **災害対策本部の場所と連絡先や組織を確認する（※被害状況報告を提出した際に情報収集する）**
※師長とリーダーとスタッフの行動別に分ける

図1　看護部（一般病棟）の例

❷目標の提示：順を追って記載する

　先が見えないと不安になることを考えると、全体を表現しておくことも必要である。そこから、「今やること／次にやること」を分けておくとよい。「次はどうするんですか」という現場の戸惑いに対応するためである。

❸役割ごとの内容：優先順位のヒアリング、項目出しは、多くの人に参加してもらう

❹災害対策本部の意思決定を支えるような情報は何か、検討する

❺時間の流れに沿って考える!

アクションカードの使い方〜具体的な例を見てみよう!〜

◉ EICU リーダー看護師のアクションカード

❶新設部門の連絡先を入手したら書き込む

❷部署の活動方針を確認する

EICUの機能維持（役割） EICUリーダー看護師（担当者）		連絡先 災害対策本部：（　　　）
担当	活動場所	活動内容
医師	EICU	スタッフや患者の安全確保
EICU看護師リーダー		現在の入院患者の退室の可否(医師とともに)
		新規重症患者の受け入れの判断（医師とともに）
		EICUの病床機能の確認

❸まずは自身の安全確保を強く伝える

❹部署内の安否確認を行う

準備期に行う体制整備・自施設で確認しておくべきこと

❺具体的な行動を指示する

> 1. 大規模災害が発生！以下の事項を確認し被害状況報告書を記載して本部に報告をしてください。
>   記入者（　　　　　　）災害の種類（　　　　　　）災害場所（　　　　　）時刻（　　　　）
>
> ●自分自身の安全の確保
> テーブルの下に潜る
> 動かないものにつかまるか、かがんで頭を保護する
> ⇒病棟を離れている場合は、階段を使用して自部署に戻る
>
> □ 自身とスタッフ　入院患者の安否確認　医師（　　）名　看護師（　　　）名
> 　　　　　　　　　　コメディカル（　　）名　補助者（　　）名　入院患者（　　）名
> 　　　　　　　　　　呼吸器装着（　　）名　透析中（　　）名　NPPV装着（　　）名
> 　　　　　　　　　　その他機器装着（　　）名　HFNC、ドレーンなど持続吸引
> リーダーは下記をスタッフに指示をしてください。
> □ 人工呼吸器・PCPS・CHDFなど装着患者などのチューブ類が抜けないよう注意を促す。
> □ CV、Aラインなどカテーテル類が抜けないよう注意を促す。
> □ 処置を中断し危険物（メスや針など）をディスポトレイに回収する。
> □ 患者の上にある機器（無影灯や点滴台）の位置をずらすように指示する。
> □ EICU被災状況を確認する。（人的被害　水漏れ　壁面　天井　窓ガラスの損害の有無　医療ガスの状況　※火災の有無）
> □ 医療ガス・人工呼吸器やPCPS、透析機器などの安全確認と作動状況の確認を指示する。
> 　　非常用電源へ接続されているか確認する。
> 　　電気　PHS　有線電話　電子カルテ が使用可能か確認する。

❻次の行動を指示する

> 2. 揺れが収まりました。以下に注意し二次災害を防止してください。
> □ 受け持ち看護師などと連携し患者の状態（バイタルサインや挿入物）を確認し報告を指示する。
> □ 可動式のカートや医療機器のストッパーを確認し、固定するように指示する。
> □ 落下物や破損物を確認し必要に応じて除去する。自動ドアを開放し避難経路の確保を行う。
> □ 非常用電源稼働時は無用な電気使用（輸液ポンプなど）を控えることを検討する。

❼現状から新しい方針を検討して提示する

> 3. 災害時のEICUのマネジメントを行ってください。
> 原則：　災害発生による多数傷病者発生時の新規入院患者は優先的にEICU、救命病棟に入る。
> 　　　　救命病棟に入院中の患者は可能な限り一般病棟に転出を検討し新規入院患者の病床をあける。
> 新規患者受け入れが可能と判断した場合
> □ 転棟可能と思われる患者を選定し、最低限必要な情報を記した申し送り用紙を作成するように指示する。
> □ 災害対策本部　病床管理担当に転棟候補患者を連絡し、転棟先との調整を行い、必要時搬送係を依頼する。
> □ 災害対策本部　病床管理担当から新規受け入れ患者情報を入手し、病床と必要物品を準備するよう指示する。
>
> 新規患者受け入れが不可能と判断した場合
> □ 災害対策本部に報告し指示を仰ぐ。

★避難について

> 4. 院内避難・病院避難について
> □ 災害が甚大である場合には病棟あるいは病院の機能維持が困難になり院内避難・病院避難が必要となる場合がある。
> 　　その際には応急処置を施し、最低限の患者情報の整理を行い移動に備える。

Emer-Log 2024年 秋季増刊　137

🔵 透析室リーダー看護師のアクションカード

❶新設部門の連絡先を入手したら書き込む

❷部署の活動方針を確認する

透析室の機能維持（役割） 透析室のリーダー看護師（担当者）		連絡先： 災害対策本部：（　　　） アクションカード
担当	**活動場所**	**活動内容**
透析室医師 もしくは看護師・臨床工学技士	透析室	職員や患者の安全確保 現行透析中止の判断 新規透析の可否確認と準備

❸まずは自身の安全確保を強く伝える

❹部署内の安否確認を行う

> ●自分自身の安全の確保
> テーブルの下に潜る
> 動かないものにつかまるか、かがんで頭を保護する
> ⇒病棟を離れている場合は、階段を使用して自部署に戻る

❺具体的な行動を指示する

> 1. 大規模災害が発生！以下の事項を確認し被害状況報告書を記載して本部に報告してください。
> 　記入者（　　　　　　　） 災害の種類（　　　　　　） 災害場所（　　　　　　） 時刻（　　　　）
> □ 自身とスタッフ　入院患者の安否確認　　医師（　　　）名　　看護師（　　　）名
> 　　　　　　　　　　　　　　　　　　CE（　　　）名　　補助者（　　　）名　　患者（　　　）名
> 　　　　　　　　　　　　　　　　　　透析中（　　　）名　　その他機器装着（　　　）名
> □ 透析中の患者に対しては転落しないように指示する。
> 　患者自身にしっかりルートをつかむよう指示する。
> 　そのほかは身を低くするよう指示する。
> □ 患者監視装置のキャスターはfreeにし、透析ベッドのキャスターはロックしておく。
> □ 透析中の患者の上にある機器（点滴台やブックスタンドなど）の位置を
> 　変えるよう指示する。
> □ 危険物（穿刺針など）をトレイに回収するよう指示する。
> □ ライフラインを確認する。（電気 PHS 有線電話 電子カルテ 医療用ガス 水道破損の状況）
> □ 被害状況報告書を記載して本部へ提出する。

❻次の行動を指示する

> **2. 揺れが収まりました。以下に注意し二次災害を防止してください。**
> ☐ 透析中の患者の状態（バイタルサインや穿刺部位、機器の異常）を観察するように指示する。
> ☐ 監視装置や点滴台、カートのストッパーを確認するように指示する。
> ☐ 透析室内被災状況を確認する。（火災の有無　壁面　天井　窓ガラスの損壊の有無）
> ☐ 各監視装置（停電であってもバッテリーで動いているはず　外観の破損　水漏れの有無）を点検、医療ガス、
> 　シリンジポンプなどの安全確認と作動状況の確認を指示する。監視装置や水処理装置が非常用電源につながれているか
> 　確認する。
> ☐ 落下物や破損物を確認する。自動ドアを開放し避難経路の確保を行う。
> ☐ 非常用電源稼働（白コンセントにつながる機器が停止・赤コンセントにつながる機器へ通電あり）の有無を確認。
> 　非常用電源稼働時は無用な電気使用（輸液ポンプなど）を控える。
> ☐ 災害対策本部院内担当に今後の方針を確認する。
> 　（現在行われている透析が継続可能か報告し方針を相談）

❼現状から新しい方針を検討して提示する

> **3. 透析室のマネジメントを行ってください…透析中断の判断をした場合**
> ☐ スタッフへ透析中断・緊急返血または緊急離脱の指示を行い患者へ説明する。
> ☐ 入院患者の搬送人員を確保し、帰室病棟との調整を図る。
> ☐ 透析が不可能な場合は日本透析医学会災害時情報ネットワークなどホームページに状況を入力する。
> 　他院での透析に備えて、患者情報や透析条件など整理する。
> ☐ 患者の状態によっては「カリウム吸着薬」などの臨時処方を考慮する。
>
> **透析継続の判断をした場合**
> ☐ 床に落ちた危険物を取り除き、各監視装置が正常に動作しているか確認するよう指示する。
> ☐ 患者のバイタルサインや穿刺部位の異常がないかを確認するよう指示する。
> ☐ 新規透析患者発生時には対応が可能か本部と相談する。

★避難について

> **4. 院内避難・病院避難について**
> ☐ 災害が甚大である場合には病棟あるいは病院の機能維持が困難になり院内避難・病院避難が必要となる場合がある。
> 　透析患者の移動先・タイミングは本部が指示をする。その際には最低限の患者情報の整理を行い避難に備える。

まとめ

　アクションカードを作成する準備を始めると、災害対応、とくに初動における看護実践の改善や新たな課題への気づき、被害を最小化するためのさらなる備えの強化というように視点が広がり、役割の具体化が進んでくると思われる。アクションカードの作成には膨大な準備と持続するパワーが必要である。仲間と共有しながら内容のアセスメントと改善と改定を繰り返し、PDCAサイクル（Plan〔計画〕・Do〔実行〕・Check〔評価〕・Action〔改善〕）を回して取り組んでいってほしい 図1 。

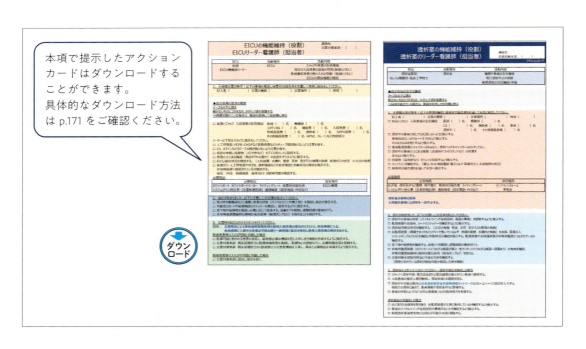

図1 アクションカード作成〜検証〜修正のPDCAサイクル

[引用・参考文献]
1) 伊山聡子ほか．災害時の業務継続に向けて取り組むべき対策：熊本地震による病院被害と診療体制への影響の分析．日本看護研究学会雑誌．43（4），2020，769-77．
2) 吉田修ほか．そのまま使える災害対策アクションカード．東京，中外医学社，2017，174p．
3) 中島康．アクションカードで減災対策 全面改訂．愛知，日総研出版，2016，128p．

（小原澄子・山崎元靖）

本項で提示したアクションカードはダウンロードすることができます。
具体的なダウンロード方法はp.171をご確認ください。

実践的な防災訓練実施のためのポイント

はじめに

　災害発生時における病院の使命は、在院患者の安全を確保した上で、可能であれば新たな傷病者を受け入れることである。しかし災害が発生すると、病院建物の損傷やライフラインの途絶、職員の被災などにより医療リソースが縮小する一方、新たな傷病者の発生により医療ニーズが増大し、病院は混乱状態に陥る。この混乱を回避して病院が使命を果たすためには、平時より事業継続計画（Business Continuity Plan：BCP）や災害対応マニュアルを作成し、それに基づいた防災訓練を実施して、災害発生時の具体的な対応策を検証し、病院職員がよく理解しておくことが重要である。

　病院はそれぞれ、機能、規模、あるいは地域における役割などが異なる上、災害の種別も多岐にわたるため、それらの病院特性や災害種別に対応した防災訓練を実施する必要がある。ここでは、すべての病院と災害種別に適用できる防災訓練実施のためのポイントを紹介したいと思う。

防災訓練実施のためのポイント

訓練の目的を明確にし、参加者が目的意識を持って訓練に取り組む

　訓練の目的は、職員の教育、BCPや災害対応マニュアルの検証、地域や他機関との連携の確認など、さまざまなものがあると思うが、大切なことはすべての参加者がその目的をきちんと理解し問題意識を持って訓練に参加することである。けっして年に一度の恒例行事として漫然とシナリオに沿った訓練が実施されることがないようにする必要がある。そのためには、訓練日前に参加者を対象とした事前学習会を実施し、訓練の目的とその達成のために各部署、各参加者が行うべきことをよく理解してから訓練に臨むようにするとよいだろう。

⚫ CSCATTT を意識した訓練実施

　災害医療対応の基本は CSCATTT である 図1 [1]。自然災害、火災などどのような災害であっても、CSCA を確立し TTT を実施することは変わらない。発災時には本部長（院長）をトップとした指揮系統を確立し（Command & Control）、病院内の安全確保を行い（Safety）、連絡手段を確保した上で情報を収集し（Communication）、入手した情報を基に評価を行った上で活動方針を決定し（Assessment）、実行する必要がある。災害の混乱下でこそ、この活動方針に従って限られたリソースを最大化し、患者の安全を確保した上で医療を提供する必要がある。訓練参加者が CSCATTT を意識して訓練に臨めるよう、前述の事前学習会も活用する。

⚫ 訓練は医療職、事務職、委託業者を含め病院一体となって行う

　災害対応は、限られたリソースで戦う総力戦である。TTT を実施すべく CSCA を確立するためには、職種を越えた協働が必要となる。普段あまり関わりのない部署の職員同士が協働するためには、防災訓練によって互いを理解しておくことが重要である。

　病院での訓練は、トップの院長から現場の医療職、事務職まで、職位・職種に関わらず参加してもらえるとよいが、なかなか難しいと思う。参加を促すためには、訓練実施のかなり前から関係者に対し訓練の実施意義・目的などを丁寧に説明して理解を得るようにし、あらかじめ病院の年度計画に実施日時も含めて盛り込めるよう調整するとよいだろう。また可能であれば、院内で働いている委託業者にも訓練に参加してもらえるようにすると、より実効性のある訓練となる。

⚫ 他機関との連携

　災害が発生した場合、病院は、消防や警察以外にも、保健所、市町村役場や都道府県庁などの行政機関、あるいは不足した電力・水・医療資機材・生活物資などを調達するための民間企業や関係団体など、多くの他機関との連携が必要となる。病院によっては事前に支援協定などが締結されていることがあるが、実働ベースでの訓練は実施されているだろうか。病院職員が、訓練の準備段階

```
C : Command & Control    指揮と連携
S : Safety               安全          災害医療
C : Communication        情報伝達      体制の確立
A : Assessment           評価
```

```
T : Triage               トリアージ
T : Treatment            治療          災害医療
T : Transport            搬送          活動の実施
```

図1 　大規模事故・災害への体系的な対応に必要な項目：
　　　CSCATTT（文献1より引用）

から関係機関と調整を行うことも、普段あまり面識のない関係者同士が顔の見える関係を構築する機会として重要である。

訓練は継続的に行う

　消防訓練は法律により定期的な実施が義務付けられているが、そのほかの防災訓練も継続性を持って定期的に行うことが重要である。また訓練実施後には、必ず事後検証会を開催することをお勧めする。訓練内容を検証して問題点を抽出して改善方法を考え、次の訓練で再度検証することにより、災害対応能力を高めることができる。こうして改善された内容を改めて BCP や災害対応マニュアルの内容に反映させていくことが大切である。

防災訓練実施の実際

　ここからは各論として、地震対応訓練と消防訓練について、計画段階から実施までのより具体的なポイントを紹介する。

地震対応訓練

　訓練計画策定にあたって、地震に限らず実際に起こりえない想定で訓練を行っても意味がない。訓練想定は、可能な限り実際の被害想定やハザードマップを参考に、予想される震度・津波浸水・液状化・建物の耐震性・被災者数などに基づいて設定すべきである。また、地震直後と地震数時間後あるいは 1 日後の想定では、必要とする対応内容が異なる。したがって、どの時点でどのような対応の訓練を行うのかを決めた上で、地震発生日時と発災から何時間後の想定で訓練実施するのかを決定する。

　ここでは、地震発生直後から数時間後の災害初動期を想定した訓練において、病院として対応すべき内容と訓練進行上の注意点を CSCA に沿って示す。

● C（Command & Control）

　地震発生直後は、災害対応マニュアルに基づき対策本部が設置され、災害モードの役割分担に切り替わると思う。明らかに病院が被災した場合などはそれが切り替わりのタイミングだが、病院自体の被災が軽微な場合、どのような基準で災害モードに切り替わるのだろうか。それぞれの病院での規定を確認しておこう。

　訓練では、病院職員が災害時の組織図に従い、誰の指揮下でどのような任務にあたるのかを理解してもらうことが重要である。この点について特に意識付けできるように、事前学習会を活用する。

● S（Safety）

　職員、病院、患者の被害状況が、あらかじめ定められた方法により病院の対策本部に報告されると思うが、必要な情報を過不足なく短時間に報告できているだろうか。

Emer-Log 2024年 秋季増刊　143

新たな傷病者を受け入れるために院内の安全を確保した上で、トリアージ実施場所とトリアージカテゴリーごとの診療エリアを決定し、安全を担保した患者の動線を確立する。この際、在院患者に外傷患者が多数発生した場合にどのような動線でトリアージ・治療がなされるのか、検討されているだろうか。例えば、内科病棟で多数の外傷患者が発生した場合どのように対応するのかについての検討も必要である。

● C（Communication）
　地震により停電が発生し、内線電話や院内PHSが不通になる可能性がある。発災時の院内の連絡手段は複数用意されているだろうか。
　一般電話や携帯電話網の不通も想定される。外部関係機関との連絡手段は確保されているだろうか。災害時には音声通話が不通でもパケット通信によるインターネットやSMSの使用が可能な場合がある。あるいは病院によっては衛星携帯電話の準備もあるかもしれないが、いずれにせよ平時から確認と使用方法のトレーニングが必要である。

● A（Assessment）
　現状分析をした上で、課題の整理を行う。災害初動期に病院の対策本部が行うべきこととして、災害派遣医療チーム（Disaster Medical Assistance Team；DMAT）では災害時病院対応フロー 図2 に従い、病院行動評価群 図3 に基づいた被災病院のとるべき行動を確定させる。これはSTEP1～4までの評価ステップ 図4 で、場の安全評価、患者の生命維持機能評価、衛生・生活機能評価と将来予測評価を行い、病院の医療機能継続におけるリスクを評価

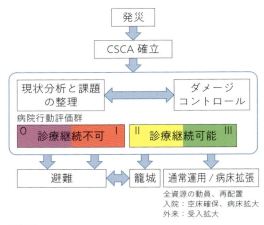

図2　災害時病院対応フロー（文献3より引用）

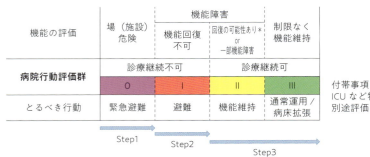

＊台風・落雷などによる一時的停電など、一定の時間経過により機能回復が見込める場合

図3　病院行動評価群Ver4（診療機能の継続性と拡張の評価）（文献2より転載）

準備期に行う体制整備・自施設で確認しておくべきこと

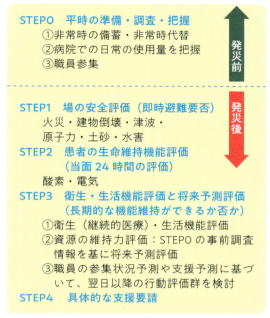

図4 被災病院の評価ステップと行動確定（文献3より引用）

し、病院が緊急避難、避難、機能維持、通常運用／病床拡張のいずれを選択すべきか決定していくものである[2,3]。このような考え方を参考にしながら病院としての対応方法を決定する過程を訓練することも重要である。

消防訓練

　消防訓練は消火・通報・避難の3つの訓練に分かれており、一定規模を超える病院は消火訓練、避難訓練を年2回以上行うことが法令で義務付けられている。多くの病院では消火・通報・避難の3要素を取り入れた総合訓練として行われる。普段から防災には注意しており、病院で火災が起こることはないと思われるかもしれないが、病院火災の主な原因は病棟や外来部門での放火である[4]ことを考えると、より実効性の高い消防訓練の実施が必要と考える。

　病院の消防訓練では、入院患者を避難階段により垂直避難させるイメージがある。しかし、「病院等における実践的防災訓練ガイドライン－補遺・改訂版－」では、入院患者の安全を考慮すると、垂直避難が十分には機能しないことが明らかであり、消防白書などのデータからも、火災時に消防隊が病院に到着して消火ないし救助活動を開始するには、出火からほとんどの場合でおおむね10分と考えられことから、延焼拡大を遅延させるために防火区画を形成して避難時間を確保し、水平避難や籠城避難という避難方法を訓練に含めることが求められる[4]としている。このように、消防訓練においても実際に即した想定で訓練計画を策定し実施することが重要である。

Emer-Log 2024年 秋季増刊　145

消防訓練においても、CSCA の確立を意識して訓練を実施するようにする。

● C（Command and Control）

火災を発見した職員が周囲に知らせ非常ベルを押すことにより、院内が災害モードに切り替わる。災害モードに切り替わると、災害対応マニュアルに基づき自衛消防隊長が決定され、役割分担が行われ、消火・避難にとりかかる。また、院内に対策本部も設置されると思うが、この一連の流れが無駄なく短時間に行われるか、訓練で検証が必要である。

● S（Safety）

病院建物は法令により、火災発生時の防火区画、防火戸などの延焼拡大防止対策および避難時間確保対策、自動火災報知設備などによる迅速な火災発見、通報対策、スプリンクラー消火設備などによる初期消火対策などの措置をとるべきことが定められている[4]。したがって病院職員は、これらの設備の機能をよく理解し、火災発生時には有効に活用することにより被害を最小限にすることが求められる。事前学習会を活用し、病院職員にこれらの消防設備について教育するのもよいだろう。

● C（Communication）

火災発生時の混乱の中、院内でどのように情報を伝達するのか、訓練で検証してみよう。非常警報設備の音や職員の怒声で、普段なら大声で話せば意思疎通ができる距離でも情報伝達が難しいことがわかる。そのような状況でも指揮者から各職員へ指示が伝わるように、事前の準備と取り決めが必要である。

● A（Assessment）

防火区画と避難時間を考慮し、最も効果的な避難誘導ができているだろうか。避難誘導の際、避難者の安否確認はどのように行うだろうか。職員間で「誰がどの場所の避難誘導を行うのか」を詳細に定めておき、確実な避難誘導と待避の確認が求められる。

以上、防災訓練実施のポイントを紹介させていただいた。皆様の病院でより実践的な防災訓練が実施されることを願っている。

[引用・参考文献]
1) 阿南英明. "第 1 部 DMAT 基礎編：これから DMAT を学ぶ人へ　2 災害時対応の基本概念 CSCATTT 1）CSCA". これだけ！DMAT 丸わかり超ガイド. 東京, 中外医学社, 2021, 7-16.
2) 阿南英明ほか. 「病院行動評価群 Ver. 4」による病院の被災状況の評価と対応の標準化. 日本災害医学会雑誌. 28（3）, 2023, 85-8.
3) DMAT 事務局. DHCoS（災害時病院対応と機能維持支援シミュレーション）1st～早期避難リスク・優先支援医療機関の検討～講義と演習スライド. 神奈川県令和 5 年度関東ブロック DMAT 訓練病院 籠城支援シミュレーション. 2023.
4) 日本病院会 災害医療対策委員会. 病院等における実践的防災訓練ガイドライン－補遺・改訂版－. https://www.hospital.or.jp/pdf/06_20191129_01.pdf（accessed 2024-04-30）.

（澤畑良一）

4章

支援者が語る
被災地で起きていたこと

① コロナでの施設支援

はじめに

　筆者は、感染管理認定看護師として神奈川県コロナクラスター対策チームに所属し、新型コロナウイルス感染症（COVID-19）の発生後、神奈川県の医療・福祉施設で感染対策指導の支援を行った。この活動から得られた高齢者施設の現場における感染対策の支援について、感じたこと気付いたことを共有する。

高齢者施設はどんなところか

　高齢者施設は、高齢者が安心して暮らせる生活の場・住まいである。高齢者施設には種類があり 表1・2 [1]、施設の目的や対象者、生活様式、従事者の職種、医療行為の有無などの違いがある。高齢者施設は基本的に個室であるが、一部の介護保険施設では4人部屋などの相部屋と呼ばれる部屋がある。また、高齢者施設の多くは、日中は特別な事情がある場合を除き、入所者は自室ではなくデイルームで過ごし、食事や入浴に加えさまざまな集団活動を行う。このような施設の特徴を把握しておくことで、感染経路の遮断方法や人的リソースの状況を把握し、「何ができて、何ができないか」などを判断する材料となる。

新型コロナウイルス感染症が高齢者施設にどのような影響を与えたか

　新型コロナウイルス感染症（COVID-19）は高齢者施設に大きなインパクトがあった。流行は20〜50歳代の社会生活が活発な年代から始まったが、後に小児と高齢者にも感染が広がり、高齢者の重症者の増加に伴い、死亡者数も増えた 図1 [2]。高齢者施設では、集団感染が発生し、感染の

表1 介護保険3施設の概要（文献1より引用・一部改変）

	特別養護老人ホーム（介護老人福祉施設）	介護老人保健施設	介護療養型医療施設（介護医療院）
基本的性格	要介護高齢者のための生活施設	要介護高齢者にリハビリテーションなどを提供し在宅復帰を目指す施設	医療の必要な要介護高齢者の長期療養施設
定義	65歳以上の者であって、身体上または精神上著しい障害があるために常時の介護を必要とし、かつ、居宅においてこれを受けることが困難な者を入所させ、養護することを目的とする施設	要介護者に対し、施設サービス計画に基づいて、看護、医学的管理の下における介護および機能訓練その他必要な医療ならびに日常生活上の世話を行うことを目的とする施設	療養病床などを有する病院または診療所であって、当該療養病床などに入院する要介護者に対し、施設サービス計画に基づいて、療養上の管理、看護、医学的管理の下における介護その他の世話および機能訓練その他必要な医療を行うことを目的とする施設
主な設置主体	地方公共団体 社会福祉法人	地方公共団体 医療法人	地方公共団体 医療法人
従来型	面積：10.65m² 以上 定員数：原則個室	面積：8m² 以上 定員数：4人以下	面積：6.4m² 以上 定員数：4人以下
ユニット型	面積：10.65m² 以上 定員数：原則個室		

表2 高齢者向け住まい・施設の概要（文献1より引用・一部改変）

	サービス付き高齢者向け住宅	有料老人ホーム	養護老人ホーム	軽費老人ホーム	認知症高齢者グループホーム
基本的性格	高齢者のための住居	高齢者のための住居	環境的、経済的に困窮した高齢者の入所施設	低所得高齢者のための住居	認知症高齢者のための共同生活住居
定義	状況把握サービス、生活相談サービスなどの福祉サービスを提供する住宅	①入浴、排泄または食事の介護、②食事の提供、③洗濯、掃除などの家事、④健康管理のいずれかをする事業を行う施設	入居者を養護し、その者が自立した生活を営み、社会的活動に参加するために必要な指導および訓練その他の援助を行うことを目的とする施設	無料または低額な料金で、食事の提供その他日常生活上必要な便宜を供与することを目的とする施設	入浴、排泄、食事などの介護その他の日常生活上の世話および機能訓練を行う住居共同生活の住居
主な設置主体	限定なし（営利法人中心）	限定なし（営利法人中心）	地方公共団体、社会福祉法人	地方公共団体、社会福祉法人、知事許可を受けた法人	限定なし（営利法人中心）

流行による医療逼迫に伴い、感染した利用者が高齢者施設内での療養を余儀なくされ、施設内で看取りを行ったり、職員が感染症に罹患しながら介護を行う事例もあった。

　石井らの「新型コロナウイルス感染症による医療・介護施設入所中の認知症者に対する影響に関する調査」[3] では、COVID-19感染予防対策として「家族・友人との面会制限」「外出制限」「施設

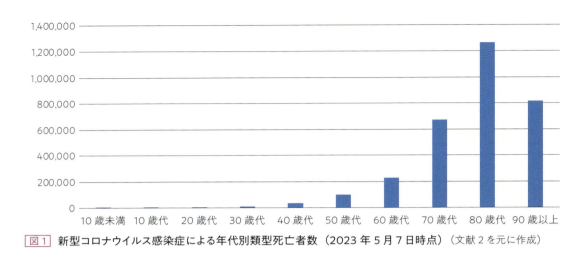

図1 新型コロナウイルス感染症による年代別類型死亡者数（2023年5月7日時点）（文献2を元に作成）

内催しの中止」「共用スペースの利用制限／利用方法の変更（対面を避けるなど）」「施設へのボランティア訪問の中止」が6割以上の施設で実施されていた。また、認知症の人への影響として、「基本的日常生活動作の低下」「身体疾患の悪化」「食欲の低下」の3項目は、重度認知症者、軽度・中等度認知症者ともに大幅に増加、「身体活動量の低下」「歩行機能の低下・転倒」の2項目は、重度認知症者で増加したと報告されている。このように、COVID-19は高齢者の健康だけでなく生活にも大きな影響を与えた。

感染対策の支援の実際

筆者が高齢者施設へ訪問し、感染対策の支援を行った実際の状況について述べる。この支援は、神奈川県庁に設置された感染症の専門家によるコロナクラスター対策チームの一員として行っており、高齢者施設および保健所の支援要請に基づき実施した。

訪問したら、順に以下のことを実施する。

1：挨拶

自分が何者なのかを伝え、感染対策での困っていること、入所者だけでなく職員の健康や安全についても一緒に考えたいことを説明する。集まってくれた職員のことを知る機会である。

2：COVID-19の発生状況と施設の感染対策の実際、困りごとの把握

保健所の職員と協力して、施設の感染者の状況と感染対策として今までどんなことをしていたか、感染発生後からどんな対策をしたかを聴取する。その際に、入所者と職員、職員同士、地域住民や

嘱託医など、関係者の情報も含め、困りごとを聴取する。施設長や感染対策を実際に行う職員から話を聞く。

3：施設内視察

施設の換気設備、部屋の配置と入所者・職員の動線、感染対策関連製品の配置状況、感染対策のしやすさ・しにくさを、職員に確認する。視察しながら、「今回の感染発生についてどう感じているのか」「頑張っていること」「どうにもできなかったこと」などについても、職員から個別に聴取する。

4：感染対策の指導と総括

ここまでに把握した情報から、次のように伝える。
- 今までの頑張りをねぎらい、適切に感染対策ができていたこと、今後も続けてほしいことを評価する。
- やりすぎている感染対策を見直し、職員や入所者の負担が少ない感染対策を提案する：換気、標準予防策（後述の「感染対策の指導ポイント」参照）。
- 今回の集団感染の見通しについて、また、感染前の状態に戻す時期の目安について伝える。
- 職員が感染せず、入所者の介護を継続できる体制作りを依頼する（「体制作り」とは、感染対策に加え、職員・入所者のワクチン接種、体調不良時に休めること、事業継続計画の策定を指す）。
- 相談先である嘱託医、保健所、高齢福祉課などを確認する。

感染対策の指導ポイント

換気 [4]

エアロゾル感染・飛沫感染の拡大を予防するために、室内換気が重要である。機械換気による常時換気を行い、定期的に機械換気装置の点検やフィルタ清掃を実施することが必要である 図2・3。機械換気は強制的に換気を行うもので、建築物には設置されており、2003年7月以降は住宅にも設置されている。ただし、通常のエアコンには換気機能がないことに留意する。窓開け換気は、機械換気が作動している場合は不要である。換気機能がない部屋には窓開け換気の実施を考慮する。

標準予防策 [5]

感染症を予防し、知らないうちに感染を拡大させないためには、日常的に行う感染対策である「標準予防策」が重要である。高齢者施設で実践を推奨される標準予防策の実践内容を以下に挙げる。
- 手指消毒と手洗い：入所者に触れる前、清潔なケアの前、入所者や入所者の室内環境に触れた後、

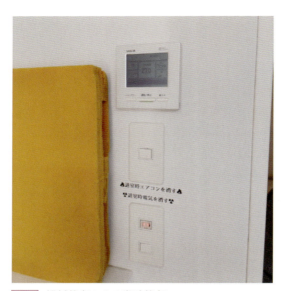

図2 機械換気による常時換気
機械換気のスイッチ（オレンジに点灯したスイッチ）の常時ONを確認する。

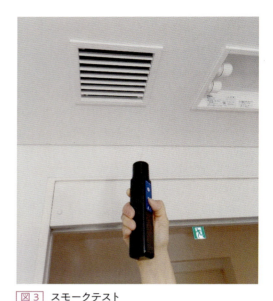

図3 スモークテスト
筆者の訪問した高齢者施設でスモークテストし、換気の確認をしているところ。

手が汚染した後に実施する。
- 個人防護具（PPE）の着用：血液・体液の飛散・付着が予想される場合に着用する。
- ユニバーサルマスキング：飛沫感染する感染症の流行があるときは、すべての人がマスクを着用する。

以下の感染対策については、職員の業務に無理なく、効率的・効果的な方法で実施する。
- 環境清掃・消毒：手の触れる場所、食事用テーブルなどは、目に見える汚染がないように清掃し、界面活性剤やアルコール含有の環境クロスなどを用いた湿式清掃を1日1回程度実施する。
- N95マスク：COVID-19感染者が発生した際、職員が感染者の直接ケアを実施する場合に、職員を感染から守る手段として活用してもよい。使用する場合は、マスクが顔に密着しているかの確認を必ず行う。

支援のその後

　支援後は、支援した内容について報告書を記述し、保健所と施設へ提出する。施設を訪問した際は、支援者は口頭で伝える形となり、保健所職員や施設職員はメモを取るにとどまるため、正しい情報を伝えて今後の施設運営に生かせるよう、報告書の形で共有する。
　報告書の内容は以下になる。
- 日時・場所・参加者・報告書作成者。

- 現状分析：感染発生前と後の感染対策、クラスター発生状況（感染者のラインリスト、感染者発生ヒストグラムのグラフ作成を含む）。
- 施設内視察結果と感染対策の指導内容と総括。

　保健所は、施設のその後の感染状況を追って確認し、必要時には支援を行っていた。その際には、コロナクラスター対策チームの支援を受けた所感を高齢者施設から聴き、チームの評価を得た。

まとめ

　高齢者施設内の感染発生は、入所者だけでなく職員を巻き込み健康被害を及ぼすが、事象の中にいると「何に困っているか」「何をしてほしいか」に気付きにくく、支援を不要と考えることもある。そのため、筆者が支援に入る際には、「今何が起きているか」「困っていることが何か」を施設職員と一緒に考えることを大切にしている。そして、このときをチャンスと捉え、施設のある地域の保健医療機関との連携を広げ、深められることを期待し、訪問した。このような支援は、地域包括ケアシステム構築に向けた2024（令和6）年度の診療報酬・介護報酬・障害福祉サービス報酬改定で示された、医療と介護と福祉の相互連携につながっており、これからの医療機関の役割となるであろう。

[引用・参考文献]
1) 厚生労働省. 社会保障審議会（介護給付費分科会）第100回（H26.4.28）資料4-2：施設・居住系サービスについて. https://www.mhlw.go.jp/file/05-Shingikai-12601000-Seisakutoukatsukan-Sanjikanshitsu_Shakaihoshoutantou/0000044903.pdf（accessed 2024-04-30）
2) 厚生労働省. データからわかる－新型コロナウイルス感染症情報. https://covid19.mhlw.go.jp/（accessed 2024-04-30）
3) 石井伸弥ほか. 第3回「新型コロナウイルス感染症による医療・介護施設入所中の認知症者に対する影響に関する調査」結果報告書（広島大学大学院医系科学研究科共生社会医学講座・公衆衛生学講座・日本老年医学会共同調査）. https://www.jpn-geriat-soc.or.jp/gakujutsu/pdf/investigation_report02.pdf（accessed 2024-04-30）
4) 内閣官房：新型コロナウイルス感染症対策分科会. 感染拡大防止のための効果的な換気について（令和4年7月14日〔火〕）. https://www.cas.go.jp/jp/seisaku/ful/taisakusuisin/bunkakai/dai17/kanki_teigen.pdf（accessed 2024-04-30）
5) 厚生労働省老健局. 介護現場における感染対策の手引き. 第2版. 令和3年3月. https://www.mhlw.go.jp/content/12300000/000814179.pdf（accessed 2024-04-30）

（黒木利恵）

② 豪雨災害での支援

はじめに

地球温暖化の影響によると考えられている異常気象の激甚化・頻発化によって、世界各地で豪雨災害などの気象災害が発生し大きな被害がもたらされている[1]。日本でも豪雨災害は頻発しており、2019〜2023年の5年間に災害救助法が適用された29の災害のうち、大雨、台風、土石流を合わせた豪雨関連は18と最多である[2]。また、その頻度は年々増加しており、日本全国すべての場所で豪雨災害に対する備えは必須であるといえる。

本稿では、2018年に発生した平成30年7月豪雨（いわゆる西日本豪雨）、2020年に発生した令和2年7月豪雨（いわゆる熊本豪雨）への支援経験と、2023年に発生した令和5年7月の秋田豪雨の被災経験を示し、そこから得られる教訓、次への対策を記したい。

豪雨災害の特徴

交通網の寸断

日本の豪雨災害は、主に梅雨の時期や台風の接近に伴い発生するため、7〜10月に発生する。また、線状降水帯の発生は夜間から早朝に多いといわれており、夜が明けて雨の勢いが低下し安全が確認されてから被災地入りすることになる。被災地は、橋の崩落、土砂崩れ、道路脇斜面の表層崩壊などで交通網が寸断されることが多い。加えて道路には土砂・汚泥が入り込んで啓開作業が完了するまで通行止めとなる箇所もあり、被災地で活動する際には注意が必要である 図1・2 。

停電・断水

ライフラインに関しては、災害の規模に応じて停電・断水が発生する。西日本豪雨では、九州電

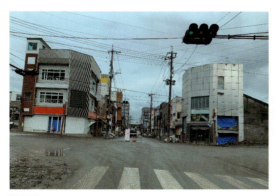

図1 熊本豪雨発生後の熊本県人吉市市街地（発災から10日後）
道路の啓開作業が行われているが、通行止め区間がある。

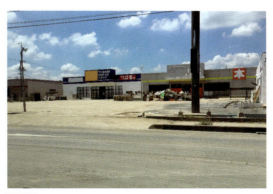

図2 西日本豪雨発生後の岡山県倉敷市真備町（発災から2週間後）
市街地に流入した土砂が乾燥し、粉塵が飛散している。

力管内で7月3日に最大約61,500戸が停電したが、7月4日夜には解消された。断水は全国18道府県80市町村において最大約26万戸で発生し、すべての地域で解消されるまで1カ月以上を要した[3]。携帯電話は、一部エリアで通信障害が発生したが、早期に復旧が行われた[4]。このように、通信障害・停電は早期に回復するが、断水は復旧まで時間を要することが多く被災者の生活に大きな影響を与える。

豪雨災害での支援内容

保健医療福祉調整本部の業務支援、保健所業務支援、病院などのライフライン支援、避難搬送、避難所支援、避難所巡回診療、救護所診療など、被災地での支援は多岐に渡るが、その活動の本質はほかの災害と変わらないので他項を参照されたい。ここでは、豪雨災害においての特徴を示す。

創傷・皮膚疾患・結膜炎が多発

豪雨災害は気温の高い時期に発生し、被災者は汚泥・土砂・瓦礫の撤去作業に従事するため、創傷・皮膚疾患・結膜炎などでの受診者が多いことが特徴的である。2011年に発生した平成23年東北地方太平洋沖地震（いわゆる東日本大震災）では瓦礫の撤去作業での破傷風感染が報告されており、災害時の創傷は破傷風対策が必須である。

熱中症予防が必須

熱中症は、被災者のみならずボランティアや支援者にも発生する。熱中症対策はその予防が第一であり避難所への冷房機器設置は必須である 図3 。加えて熱中症予防の啓発と発症者への対応が必要となる。西日本豪雨では、救護所は冷房の効いた室内に設置された。

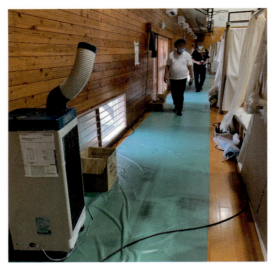

図3 熊本豪雨発生後の熊本県人吉市避難所
（2020年7月）
冷房器具が設置され、パーテーションで区切られている。

豪雨災害被災地での対応～2023年秋田豪雨の経験～

被害状況

　秋田県では2023年7月14～16日にかけて、多い所で総降水量400mmを超える記録的な大雨となり[5]、秋田駅周辺を含む市街地が浸水した。人的被害は少なかったが、建物浸水・停電・断水により被害を受けた病院・診療所・社会福祉施設があった。秋田駅近くにある総合病院に機能停止の可能性があり、その対策のため災害派遣医療チーム（Disaster Medical Assistance Team；DMAT）調整本部を設置し、秋田県内DMATが活動した。停電には至らなかったが浸水により病院機能が低下したため、7月16日にDMATと自衛隊が22名の転院搬送を行った。

被災病院の状況

　数日前から災害級の大雨になるおそれがあると予報されていたが、過去の水害と同程度だろうと予測し、当院（秋田大学医学部附属病院）では特別な対応をとらず当日を迎えた。
　7月15日朝、秋田市内は強い雨ではなかったが、河川の上流域の山間部には大量の雨が降っていた 図4 。9時30分ごろより病院周囲の道路が冠水し始めたが 図5 、過去にも同程度の冠水の経験があったため雨が止めば水は引くだろうと考える者が多かった。施設担当職員は地下入口に止水板を設置した 図6 。
　その日は土曜日で勤務している職員は少なく、災害対策本部構成員の多くは不在であった。ニュ

● 支援者が語る 被災地で起きていたこと

4章 ② 豪雨災害での支援

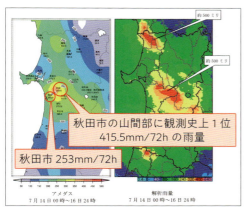

図4 2022年7月14日の秋田市周辺の降水量分布図（文献5より引用）

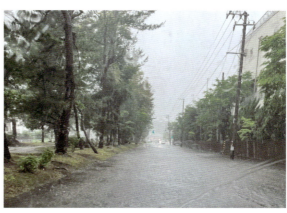

図5 秋田大学医学部附属病院前の道路冠水（2022年7月15日9時30分ごろ）

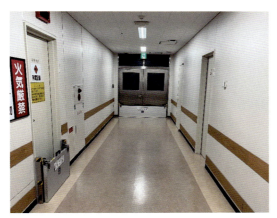

図6 病院地下に止水板設置

表1 被災病院時間経過

● 7月15日（土）
- 05時57分　気象台：洪水警報。
- 06時20分　気象台：土砂災害警戒情報。
- 09時17分　気象台：大雨警報（浸水害）。
- 09時30分ごろ　秋田市内道路冠水し始める。
- 11時00分　災害対策会議。
秋田市：太平川領域 高齢者等避難（警戒レベル3）。
土砂崩れで崩壊した自宅から避難した家族4人救急搬送受け入れ。
- 11時35分　秋田県：太平川河川氾濫情報。緊急安全確保（警戒レベル5）。
- 12時32分　災害対策本部設置。
- 14時ごろ　近隣住民が院内に避難してくる。
- 16時00分　避難住民、学生のために講堂を開放。
- 18時00分　周囲道路浸水のため通行不可能となる。
帰宅できなかった日勤者多数、出勤でなかった夜勤者多数。
敷地内の職員住宅に住む看護師を招集、院内に残った職員で夜間入院患者対応を行う方針。

● 7月16日（日）
- 06時00分　病院へアクセス道路通行可能となる。

● 7月17日（祝）
通常の休日対応。

● 7月18日（火）
多数の被災職員が出勤できず外来業務縮小、定期手術停止。

Emer-Log 2024年 秋季増刊　157

ースで市街地の冠水が報道されはじめ、11時00分、看護部長の呼びかけで災害対策本部構成員の一部が集まり災害対策会議を開いた。その後、近くを流れる太平川が氾濫し緊急安全確保（警戒レベル5）が発令されたため、正式に災害対策本部が設置された。病院内への浸水はなく病院機能は保たれていたが、周辺道路が冠水し病院が完全に孤立したため夜勤の職員が不足し、災害対策本部はその対応に追われた。連休明けの火曜日は100名弱の職員が被災により勤務不可能となり、診療を制限せざるをえなかった 表1 。

豪雨災害の対策

災害対応のスイッチを入れるタイミングを明確化

豪雨災害は、気象予報によって予測でき、各自治体が被害想定を公表していることに特徴がある。予報が出た時点から対策を始めても時間的な余裕は十分あるが、人は過去の経験と正常性バイアスにより災害対応のスイッチを押すことができない。そうならないためには、平時から大雨での災害対策開始のルール、マニュアルを明確に定めておくべきである。近年の気象状況や災害発生状況から考えると過去の災害規模や被害想定は参考にならないことを十分に認識し、所在地の雨が強くなくても河川の上流域に大量の雨が降っていることも想定しなければならない。

病院の対応 表2

病院としては、大雨の予報が出た場合には、数日前から災害対策本部を設置するなど災害対応のスイッチを入れ、職員へ豪雨に対する備えを指示するべきである。対策の内容は施設の状況により異なるが、想定される被害に合わせた診療方針の決定が最も大切となる。その方針に沿って職員配置計画を事前に決めておき、アクセス可能なうちに職員を院内に待機させるなどの対応が必要になる。

病院の被害が大きくなった場合には方針変更が必要になるため、決定権を持つ責任者が院内に待機していることが望ましい。加えて、各部署の責任者も院内に待機し、自部署の情報を収集し病院の方針決定に関わることによって、迅速かつ適切な方針決定が行える。被害状況を院外に伝える必要もあり、都道府県の保健医療福祉調整本部と連携し、インターネットやマスコミを通じて病院の状況と診療計画を公表する必要がある。

また、周囲が冠水・浸水した場合には、近隣住民が院内に避難してくるのでその対応も必要となる。

個人の対応 表3

個人としては、病院内に食料・着替え・洗面用品などを数日分備蓄しておく。また、自宅にも食

支援者が語る 被災地で起きていたこと

表2 豪雨災害に対する病院の対応

前日まで

災害対策本部設置または災害対策会議開催
- 大雨当日の診療方針を決定する。
- 大雨が予想される日の病院執行部は院内に待機する。
- 大雨が予想される日の職員の勤務者数を確認し、増員を計画する。
- 止水板を設置する。
- 備蓄を確認する。
- 停電・断水への対応策を確認する。

大雨当日（災害発生時）

災害対策本部設置
- 都道府県保健医療福祉調整本部と連携する。
- 院内外の情報を収集する。
- 対応方針を決定する。
- 院内に避難してきた住民へ対応する。
- 病院情報の広報活動を行う。

表3 豪雨災害に対する個人の対応

前日まで
- 院内に食料・着替え・洗面用品などを持ち込み、当日に備える。
- 自宅の危険度を確認する。
- 避難所を確認。自家用車の駐車場所を確認する。
- 病院までのアクセス経路を確認する。

当日

勤務外の場合
- 自宅・家族の安全確保を行う。
- 自家用車は浸水危険区域以外に移動する。
- 勤務先へ出勤する必要があるかどうかを判断する。
- 病院までのアクセス経路を確認する。
- 登院の指示があり、安全に登院可能な場合は食料・着替えなどを用意して病院に向かう。

勤務の場合
- 災害対策本部の指示に従う。
- 自分で用意した食料・着替え・洗面用品などで勤務を継続する。

料などを備蓄しておく。水害発生後は、急な勤務要請に対応できるよう家族を避難させる。自家用車を水没させないように安全な場所に移すなどの対応も必要である。これらは、平時から想定しておくことが望ましいが、大雨の予報が出てからでも遅くはない。

まとめ

近年、日本では豪雨災害が多発しており、どの地域でも発生する可能性がある。大雨は数日前から予測されるため、正常性バイアスに陥らず事前に対策を講じるべきである。周囲の浸水により孤立することを想定し、食料・燃料・医薬品の備蓄、大雨当日の職員増員などの対策が必要となる。

[引用・参考文献]
1) 令和4年版 国土交通白書. https://www.mlit.go.jp/hakusyo/mlit/r03/hakusho/r04/html/nj010000.html （accessed 2024-5-31）
2) 内閣府. 防災情報のページ：災害救助法の適用状況. https://www.bousai.go.jp/taisaku/kyuujo/kyuujo_tekiyou.html （accessed 2024-5-31）
3) 内閣府. 防災情報のページ：令和元年版 防災白書：特集 第1章 第1節 1-1 平成30年7月豪雨（西日本豪雨）災害. https://www.bousai.go.jp/kaigirep/hakusho/h31/honbun/0b_1s_01_01.html （accessed 2024-5-31）
4) 総務省. 令和元年版 情報通信白書：平成30年7月豪雨における通信の状況. https://www.soumu.go.jp/johotsusintokei/whitepaper/ja/r01/html/nd124420.html （accessed 2024-5-31）
5) 秋田地方気象台. 秋田県災害時気象資料「令和5年7月14日から16日の秋田県の記録的な大雨」. 令和5年7月28日. https://www.data.jma.go.jp/akita/data/saigai/pdf/saigai_20230714_16akita.pdf （accessed 2024-5-31）

（奥山 学・山平大介）

Emer-Log 2024年 秋季増刊　159

③ 能登半島地震での病院支援

輪島市における病院支援の体制

災害派遣医療チーム（Disaster Medical Assistance Team；DMAT）の活動要領には、以下が明記されている[1]。

- 病院支援とは、被災地域内の病院に対する医療の支援をいう。
- 多くの傷病者が来院している病院からの情報発信、当該病院でのトリアージや診療の支援、広域医療搬送のためのトリアージ等を含む。

2024年1月1日に発生した令和6年能登半島地震では保健医療福祉支援チームとして、DMAT：1,139チーム、日本医師会災害医療チーム（Japan Medical Association Team；JMAT）：682チーム、日本赤十字社：441チーム、国立病院機構：72チーム、看護師（日本看護協会など）：6,166名などが支援に入った[2]。

災害拠点病院でもある市立輪島病院には、全国から参集されたDMATにより市立輪島病院DMAT調整本部が設置され、市立輪島病院だけでなく輪島市全体の医療体制を守るための医療支援が展開された 図1 。

DMAT看護師ができる被災地看護師支援の可能性

現場の看護師が置かれている現状を理解すること

被災病院では、DMATにより全国からの支援看護師の派遣スケジュールが調整され、連続勤務を強いられていた看護師の交代勤務が可能となった。

筆者は、DMAT看護師として調整本部に赴き、病院巡回で訪問した病院において、被災病院で

● 支援者が語る 被災地で起きていたこと

4章 ③ 能登半島地震での病院支援

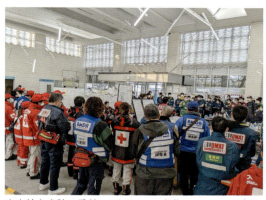 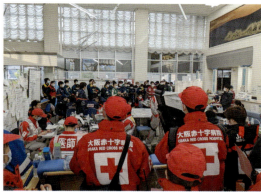

市立輪島病院の受付エントランスで参集。DMATのブリーフィング

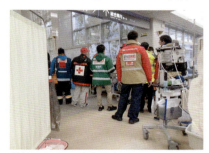 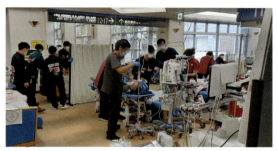

受付フロアでの外来診療

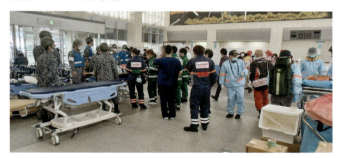 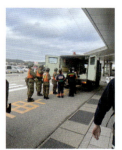

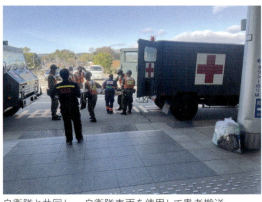 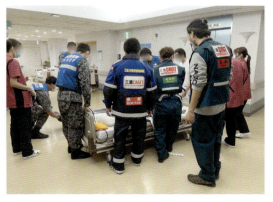

自衛隊と共同し、自衛隊車両を使用して患者搬送

図1 市立輪島病院での病院支援の様子（市立輪島病院 業務調整員 水上匡人さん撮影）

Emer-Log 2024年 秋季増刊　161

勤務する看護師から以下の言葉を聞いた。

- 被災地から家族が避難している場所への移動に片道3～4時間かかり、移動だけで1日が過ぎてしまう。
- 被災地から金沢市に行くと、倒壊家屋もなく別世界であった。
- 避難した家族に会い、現地に戻る車から見える、倒壊家屋とその現状に、現実に戻され悲しくて泣きながら帰宅している。
- 勤務もしなくてはならないが、倒壊している家に入れないため自宅の整理もできず、貴重品があるのに自宅に戻れず心配である。
- 市立病院ということもあり、市職員として働き、市民に貢献すべき立場でありながら、支援物資の支給をいただくということに後ろめたさがある。

　DMATで一般的にイメージされる病院支援では、診療支援、病棟業務の支援がメインとなるが、今回とても重要と感じたことは、「現場の看護師が置かれている現状を理解すること」、そして、何かを解決する方向に導くのではなく、「何が生じているのか、その不安の元を聞き、確認すること」だった。

派遣看護師であるからこそ聞き出せる思い～筆者の実体験も交えて

　その中で何が重要であるか、病院との利害関係がない派遣看護師であるからこそ、聞き出せる思いがあると感じた。

　筆者自身も平成23年（2011年）東北地方太平洋沖地震（いわゆる東日本大震災）の際には、現場活動はなかったものの、福島県庁内に設置された福島県調整本部内で、本部要員として活動していた。本格的な本部活動が初めてであること、行政の方々との協働作業、慣れない環境での活動と、先の見えない状況に不安を感じ、自分自身の対応力のなさに心が折れそうになったことを思い出した。当時、「何かあれば相談に乗るよ」「困ったことはない？　大丈夫？」と、職場の同僚や先輩から心配の言葉をかけてもらった。そこで相談できればよかったのだが、「同じ職場のスタッフに弱みを見せることが恥ずかしい」「ここで弱音を吐いたら、活動しているポジションから外されてしまうのではないか」と不安を感じた。幸い、別部署のリエゾン看護師の面談を受ける機会があり、不安を表出する機会を設けてもらったことで、その不安は軽減することができた。

　顔見知りだからこその強みもあるが、他機関・他所属であり、さらに発災直後のつらい状況を知る同じ職種であるからこそ本音を言える状況もあることを知り、それによって不安が軽減することを実体験できた。

病院スタッフが泣いている
～多職種に寄り添う支援を～

● 病院巡回で出会った、困りごとを抱えた医療者以外のスタッフたち

● 散乱するカルテを一人で整理する事務スタッフ

　病院巡回の際、あるカルテ倉庫で事務職員が一人でポツンと、書庫のカルテ整理をしている場面に出くわした。倉庫内のカルテ棚が崩れたことによって、カルテを一時的に別の場所へ移動させる必要があるため、一人で作業を行っているとのことだった。元々の仕事は事務ではなく、栄養管理職であったが、棚が崩れ、紙カルテが散乱してしまったため、急遽業務にあたっていたのだ。個人情報が記載されている機密資料であり、診察番号ごとに整理しなくてはならず、カルテは膨大な量でまったく先の見えないまま、一人どうすることもできず、作業にあたっている状況であった。

● 支援物資対応に追われる施設管理担当者

　また、支援物資として設置された簡易シャワーのメンテナンス業務に追われ、自身の業務に支障が出ていた施設管理担当者もいた。故障ではないものの、水の詰まりやフィルター交換など、担当者にとっては支援物資への対応で、本来の通常業務がより圧迫された状況にあった。

● 他職種と連携することが、必要な支援につながる

　災害時の支援活動としては、DMAT活動要領[1]から、病院からの情報発信、トリアージ、診療支援、広域搬送などの搬送業務などが挙げられる。DMATの主な活動として、もちろんそのような目に見える活動があるが、災害現場での活動では、常に他職種との連携が重要であることに気付きにくいことがある。

　当直管理体制の調整などの病院業務の支援や実際の診療支援として、DMATの介入はなされていたが、こうした陰ながら病院を支える業務についても、必要な支援があるのかもしれない、といったことに気付いて、手を差し伸べることの重要性を感じた。

● 現場の思いを引き出す関わり

　筆者は、東日本大震災では、県庁に立ち上がった災害対策本部のDMAT要員として活動し、新型コロナウイルス感染症（COVID-19）対応の際には、クラスター対応として保健所支援などの活動を行った。被災した施設に、よろず相談的な立ち位置で、「困っていることはないか」「その日の状況はどうなのか」と御用聞きのように訪問し、そのとき気になったことを見つけ、話を聞くことに専念した。

　「困っていることはないですか？」と聞くと、「ないです」「大丈夫です」と返答されてしまうので、話しかける言葉に注意して対応した。こちらから生活の状況についての思いなど話すことで、

相手から状況を聞き出せることがあった。支援をする際に注意しなければならないことは、「押し付け」にならないことだと思う。その思いを「引き出すこと」が必要なのだ。

DMAT看護師としてできる病院支援の形

　支援といえば、病院業務の支援、看護業務の支援で、対象として患者や被災者に目を向けがちになる。しかし、それだけでなく、看護師として、事務員や施設職員、そして苦しい思いをしながら働いている看護スタッフの一人一人の話を聞いて、その悩みに小さなことでも一つ一つ寄り添って対応していくことが、DMAT看護師としてできる病院支援の形ではないかと思う 図2 。

　支援に必要なことは、以下の3つのCである。

- 支援体制を作る（つくる：Create）
- 継続できるようにつなげる（つなげる：Connect）
- その支援を続ける（つづける：Continue）

　そのために、被災地の病院で働く人々が何を必要としているのか？ 支援者の思いを押し付けるのではなく、相手の思い、自己決定を支援できる対応が必要であると思う。

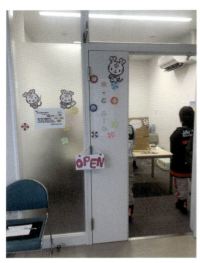
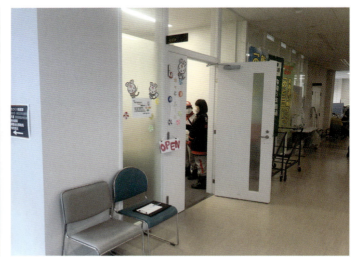

図2　日本赤十字社による心のケア
市役所内の一室を借りて場所を設け、足湯やリラックスできるツールを準備して安らげる場所を提供していた。市職員に対し試験的に開始し、その後、病院職員も利用できるよう、広報が行われた。

[引用・参考文献]
1) 厚生労働省. 第4回災害医療等のあり方に関する検討会 参考資料2：日本DMAT活動要領. 平成22年3月31日（改正）. https://www.mhlw.go.jp/stf/shingi/2r9852000001tefj-att/2r9852000001tev6.pdf（accessed 2024-6-10）
2) 近藤久禎. 令和6年能登半島地震三ヶ月報告会：令和6年能登半島地震への災害医療対応.

（佐藤めぐみ・小針健大）

MEMO

能登半島地震での
避難所での支援

④

はじめに

　私は2024年2月11〜15日、鳥取県医師会JMAT（Japan Medical Association Team；日本医師会災害医療チーム）として被災地に入った。

　日本医師会は石川県知事からの要請を受け、1月3日に先遣JMATを被災地に派遣した。そして道路状況が改善次第、全国の都道府県医師会の協力の下、JMATチームを編成して中・長期的な派遣体制を組み、輪島市や珠洲市など被害の大きい地域へ派遣した。2月5日時点で延べ4,334名が被災地に入り、支援活動を行っている。

　鳥取県チームは、前任の鳥取県チームから引き継ぎ、石川県庁内にあるJMAT調整本部内の金沢以南調整支部での調整業務を担うこととなった。調整支部業務は各県から派遣されているJMATチームから避難所訪問の様子を聞き、報告書なども確認し、次の日の活動チームの訪問場所の調整、関係各所との調整業務を行った。

2次避難所訪問で見えてきたニーズと支援の実際

⦿ 広範に点在する2次避難所訪問をいかに効率化できるか

　2次避難所となっているホテルなどの宿泊施設は金沢市内だけで200カ所以上あり、避難所ごとに通し番号がふられていた。当初は番号順で訪問する避難所を決定していたため、巡回チームの活動は非効率的で、1日で訪問できる避難所にも制限があった。そこで、金沢市内すべての避難所を地図上にマッピングし、エリアを設定し、効率的に避難所巡回ができるようにした 図1 。

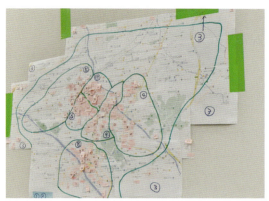

図1 効率的に巡回するための金沢市内全避難所のマッピング（写真提供：鳥取大学医学部附属病院）

2次避難所における支援ニーズと多職種連携

避難所の形態による避難者へのニーズ対応

　発災から1カ月以上が経過し、2次避難所となっている宿泊施設では、ビジネスホテルのユニットバスのため段差が大きく入浴できない高齢者もいるなど、避難者それぞれが生活することに視点をおいた支援の必要性を感じた。

　図2・3 に野々市市福祉センター内の避難所の様子を示す。避難所内のエリアマップが作成されており、避難者の状況がすぐに把握できた。体調不良などで継続的に医療の支援が必要な避難者は付箋でわかるようにしてあり、支援者が交代となった場合にも対応が可能で、シームレスな支援ができていると感じた。

　また避難所は、床材の上に簡易のマットを敷き、その上にテントを置いてスペースを確保しているタイプと、畳の部屋に段ボールベッドを設置しているタイプとがあった。テント内にはベッドはなく、布団を敷いている。発災当初は、床材の上にじかに布団を敷いていた時期もあり、以前より快適になったとのことであったが、2月中旬といっても寒冷地の寒い時期であり、防寒対策については発災直後からハード面での支援が課題であると感じた。

DPATと連携した精神保健医療支援

　避難後から夜尿症が続いている小学生の母親の不安な気持ちをキャッチした宿泊施設関係者から、JMAT訪問時に情報提供があった。精神保健医療ニーズが主であると考え、県庁内の災害派遣精神医療チーム（Disaster Psychiatric Assistance Team；DPAT）へ情報提供したことで、保健師による聞き取りや訪問、支援につなげることができた事例を経験した。

　ほかにも、易怒性の悪化、徘徊などの認知症症状が進行した高齢者に対応したほか、元々、精神

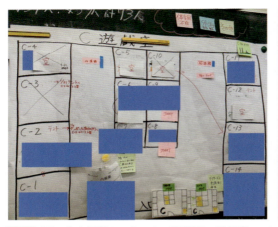 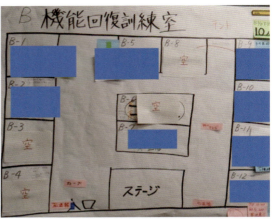

図2 野々市市福祉センター内の避難所の様子① エリアマップ（写真提供：鳥取大学医学部附属病院）
水色で隠している場所には避難者の名前、既往歴などが記載されている。

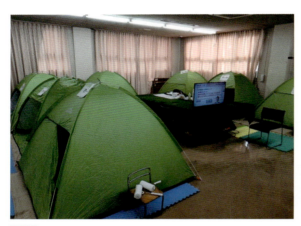 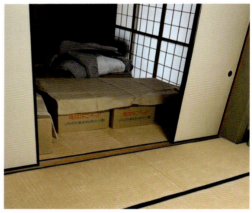

図3 野々市市福祉センター内の避難所の様子② 居住スペース（写真提供：鳥取大学医学部附属病院）
床材の上に簡易のマットを敷き、その上にテントを置いてスペースを確保しているタイプ（左）、畳の部屋に段ボールベッドを設置しているタイプ（右）。

疾患の既往があり内服中であった若年者で、避難に伴う服薬の中断で精神症状が悪化したケースをDPATへつなげた事例もあった。

● DICTと連携した感染予防対策

　数百人規模で被災者を受け入れている旅館では、一度落ち着いていた感染症の蔓延が懸念される状況であったため、日本環境感染学会の災害時感染制御支援チーム（Disaster Infection Control Team；DICT）とも連携し、さらなる感染拡大の予防対策の強化に寄与することができた。

● 今後の生活への不安

　金沢市内の宿泊施設となっている2次避難所では、2024年3月16日の北陸新幹線延伸に向け退

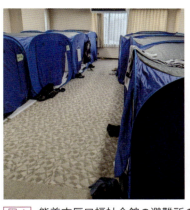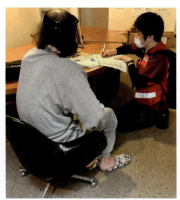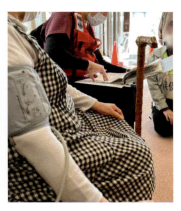

図4 能美市辰口福祉会館の避難所の居住スペースと診察の様子
左：テント内に段ボールベッドを設置。地域の行政担当者、保健師で発災直後から対応していた。 中央：医師による被災者の健康チェックの場面。 右：その避難所を管轄している保健師からの依頼を受けて、医師の診察につなげることもあった。

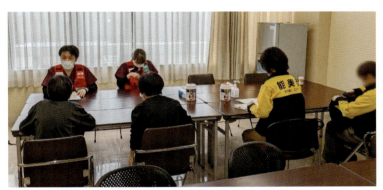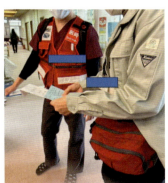

図5 能美市辰口福祉会館における情報共有体制
左：JMAT、保健師、包括ケアマネジャーとのミーティングの場を設け、情報共有・交換を行った。避難所内で急病患者が発生した場合の連絡体制についても再度確認。右：常駐する地元消防の救急隊1隊が、避難所内での急病人の発生に備えていた。

去を求められている避難者もあり、今後の避難生活について不安な気持ちを吐露する避難者がみられた。

情報共有体制の確立の困難さ

　当初はJMATと避難所を支援している保健師などとの情報共有体制も確立されておらず、発災から2カ月目を迎えようとしている時期に、ようやくJMATと地域の保健師、包括ケアマネジャーとのミーティングの場を設け、情報の共有・交換を行うことができた。辰口福祉会館では地元消防の救急隊1隊が常駐しており、避難所内での急病人の発生に備えていた。避難所内で急病患者が発生した場合の連絡体制について、保健師も含め再度確認した 図4・5 。

復興に向けた JMAT の役割

JMAT の役割は災害関連死の予防のための避難所巡回だけでなく、能登北部や中部地域の復興には、地域の診療所をはじめとした医療機関の復旧も必要であり、地域のかかりつけ機能が発揮できるよう、被災した診療所が診療再開できるようサポートする役割があることも大きな学びだった。金沢市内に避難した被災者がまた地域に戻るために必要なこと、被害が大きい地域での医療機能の復旧が、復興への第一歩となるのだと感じた。

まとめ

避難所における支援では、被災者が中・長期的に生活をする場所としての視点を持ちながら、医療者として感染予防対策や災害関連死の予防に向けた避難所の環境調整の重要性を改めて感じた。

また、被災地外からの支援者と地域の支援者との早期からの連携体制の構築も必要であると学んだ。

（恩部陽弥）

資料ダウンロード方法

本書の資料は、WEB ページからダウンロードすることができます。以下の手順でアクセスしてください。

■ **メディカ ID（旧メディカパスポート）未登録の場合**

メディカ出版コンテンツサービスサイト「ログイン」ページにアクセスし、「初めての方」から会員登録（無料）を行った後、下記の手順にお進みください。

https://database.medica.co.jp/login/

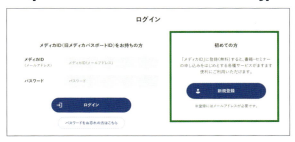

■ **メディカ ID（旧メディカパスポート）ご登録済の場合**

① メディカ出版コンテンツサービスサイト「マイページ」にアクセスし、メディカ ID でログイン後、下記のロック解除キーを入力し「送信」ボタンを押してください。

https://database.medica.co.jp/mypage/

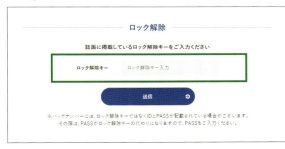

② 送信すると、「ロックが解除されました」と表示が出ます。「ファイル」ボタンを押して、一覧表示へ移動してください。

③ ダウンロードしたい資料のサムネイルを押すと「ダウンロード」ボタンが表示され、資料のダウンロードが可能になります。

ロック解除キー　　emer24saigaiji

＊WEB ページのロック解除キーは本書発行日（最新のもの）より 3 年間有効です。有効期間終了後、本サービスは読者に通知なく休止もしくは終了する場合があります。
＊メディカ ID・パスワードの、第三者への譲渡、売買、承継、貸与、開示、漏洩にはご注意ください。
＊データやロック解除キーの第三者への再配布、商用利用はできません。
＊ロック解除キーの第三者への再配布、商用利用はできません。データは研修ツール（講義資料・配布資料など）としてご利用いただけます。
＊ロック解除キーの第三者への再配布、商用利用はできません。データはテンプレートとしてご利用いただくものです。ダウンロードしたデータをもとに制作される場合は、必ず出典を明記してください。
＊図書館での貸し出しの場合、閲覧に要するメディカ ID 登録は、利用者個人が行ってください（貸し出し者による取得・配布は不可）。
＊雑誌や書籍、その他の媒体および学術論文に転載をご希望の場合は、当社まで別途お問い合わせください。
＊データの一部またはすべての Web サイトへの掲載を禁止します。
＊ダウンロードした資料をもとに作成・アレンジされた個々の制作物の正確性・内容につきましては、当社は一切責任を負いません。

索　引

▣ 数字・欧文

1.5 次避難所	50
2 次避難所	166
5S 活動	131
AMAT	16
ASD	85
Assessment	34
BCM	120
BCP	51, 116
BCP 策定と訓練	73
CBRNE/NBC 災害	10
CERC	78
CERC の 6 原則	79
CHS	26
CHS の 9 項目	27
Command & Control	33
Communication	34
COVID-19	8
COVID-19 の対応	58
CSCATTT	32, 62, 142
CSCA の確立	33
DHEAT	18
DICT	90, 168
DMAT	13
DMAT 自動待機基準	112
DMAT による新興感染症対応	9
DPAT	18, 167
DWAT	19
EMIS	111
EMT	20
HuMA	17
JDA-DAT	20
JETEC™ の第一印象・ABCD 評価	40
JMAT	15, 160
JRAT	

PAT 法	40
PDCA サイクル	139
PFA	87
PTSD	85
PWJ	17
Safety	33
SPR	87
START 法	39

▣ あ

亜急性期	119
アクションカード	110
安全確保の 3S	113
安否確認システム	115
医療リソース	141
院内で仮眠がとれる環境の整備	29
オールハザード・アプローチ	111

▣ か

各避難所の状況に合わせた感染対策	45
換気・トイレの課題	94
感染者発生ヒストグラム	153
機能維持	145
急性期	119
急性ストレス障害	85
業務の仕分け	103
緊急避難	145
緊急連絡網	110
クライシス・緊急事態リスクコミュニケーション	78
クライシスコミュニケーション	75
クライシスマネジメント	110
クラスター施設を管理する際の優先順位付けの基準	71
警戒期（数時間後～数日）	84
啓開作業	154
結果事象	121

原因事象 ……………………………… 121	災害対策本部 ………………………… 158
健康危機管理 …………………………… 11	災害派遣医療チーム（DMAT）…… 13, 144
減災 …………………………………… 121	災害派遣精神医療チーム（DPAT）… 18, 167
減災カレンダーHDMG ………… 124, 125	災害派遣福祉チーム ………………… 19
減災対策 ……………………………… 110	災害発生時優先業務の仕分け ……… 101
現地看護師の心身を支える環境の整備 ……… 105	災害慢性期に向けて変化する支援場所と宿泊場所
幻滅期（数カ月後～数年）…………… 84	………………………………………… 107
広域災害救急医療情報システム（EMIS）… 111	サイコロジカルファーストエイド …… 87
高齢者の身体的特徴 …………………… 66	サイコロジカルリカバリースキル …… 87
国際緊急援助隊（JDR）医療チーム … 16	避けられた災害死 …………………… 116
国立病院機構の医療班 ………………… 15	支援活動レビュー ……………………… 28
個人防護具（PPE）………………… 152	支援施設の優先順位 …………………… 69
コロナ禍を経て得た教訓 ……………… 56	支援者支援 ……………………………… 29
	支援者の基本姿勢と課題 ……………… 26
■ さ	支援チームとの連絡ツール …………… 52
災害医療コーディネーションサポートチーム …… 16	指揮命令機能 ………………………… 133
災害関連死 …………………………… 170	事業継続計画（BCP）…………… 51, 116
災害拠点病院 ……………… 41, 120, 160	事業継続マネジメント ……………… 120
災害後のメンタルヘルス反応の経過 … 84	自主登院基準 ………………………… 110
災害サイクル ………………………… 119	施設・避難所等ラピッドアセスメントシート … 47
災害時医療 ……………………………… 12	自然災害 ………………………………… 9
災害時医療・救急医療の概念 ………… 11	社会福祉施設の種類 …………………… 68
災害時医療の対象 ……………………… 9	集約したい情報 …………………… 46, 49
災害支援ナース ………………………… 14	受援者 …………………………………… 48
災害時感染制御支援チーム（DICT）…… 90, 168	受援者の困難と課題 …………………… 25
災害時健康危機管理支援チーム ……… 18	手指衛生 ………………………………… 93
災害時小児周産期リエゾン …………… 19	需要過多時 ……………………………… 99
災害時に生じるストレス反応 ………… 83	需要と資源のアンバランス …………… 99
災害時の訪問診療・看護 ……………… 59	準備期 …………………………… 110, 119
災害時病院対応フロー ………………… 32	情報収集のためのツール ………… 46, 49
災害時不足する資源と診療レベル変更 … 37	職員の３日分の食糧確保 ……………… 29
災害初動期 …………………………… 143	職員の継続勤務支援 …………………… 29
災害人道医療支援会 …………………… 17	職員用相談窓口の設置 ………………… 29
災害診療記録 ………………………… 117	初動対応 ……………………………… 134
災害対応 ……………………………… 110	新型コロナウイルス感染症 ………… 148
災害対応マニュアル ………………… 120	新規雇用による人材確保 ……………… 30

迅速アセスメント	46
心的外傷後ストレス障害	85
人的支援投入の方策	101
人的資源低下時	99
人道支援の必須基準	26
診療所での看護師の対応	52
垂直避難	145
水平避難	145
スフィアハンドブック 2018	26
正常性バイアス	158
セルフケア	88
全体アセスメント	46
全日本病院医療支援班	16
全避難	38
専門家と一般市民との「リスク認知」の違い	80
ゾーニング	97
組織としての支援体制（ラインケア）	88

■ た

大規模災害	134
大規模事故・災害：多数傷病事案	10
対処方針	121
ダメージコントロール	36
超急性期	119
通常運用／病床拡張	39, 145
登院判定フローシート	102

■ な

日本医師会災害医療チーム（JMAT）	15, 160
日本栄養士会災害支援チーム	20
日本災害リハビリテーション支援協会	19
日本赤十字社の国内での災害救護活動	15
能登半島地震における避難所の状況	44
能登半島地震の対応	59
能登半島地震を経て得た教訓	56

■ は

ハザード	110
ハザードマップ	63
発災後に必要となる病院内の休息場所	104
発災直後の宿泊場所提供	105
バディシステム	63
ハネムーン期（数日後～数カ月）	84
ピースウィンズ・ジャパン	17
被災者の居住配置と隔離（保護）スペースの確保	
	91
被災者の心理的なサポート	53
被災状況報告システム	113
被災状況報告用紙	113
非常用電源	137
避難行動要支援者名簿の作成	60
避難所	43
避難所支援者	45
避難所に関するガイドライン・通知	44
避難所の感染リスク	91
病院行動評価群	144
病院行動評価群 ver4	42
標準予防策	151
病床維持対策に向けた事前準備	37
フェーズ 0	129
複雑性悲嘆反応	86
復旧復興期	119
物質依存	86
フレイル	66
平穏期	119
防災	121
防災訓練	141
茫然自失期（発災直後～数時間）	84
訪問患者災害対策用一覧表	61
保健医療福祉支援チーム	160
保健医療福祉調整本部	69, 155

■ ま

慢性期 ·· 119

■ や

ユニバーサルマスキング ····················· 152
抑うつ状態 ··· 85
予算獲得 ··· 121

■ ら

ライフライン ······································ 111

ラインリスト ································ 153
リスク ·· 110
リスクコミュニケーション ··············· 76
リスク認知とアウトレイジ ··············· 81
リスク比較 ··································· 81
リスクマネジメント ····················· 110
籠城 ·· 38
籠城避難 ···································· 145

■ 読者のみなさまへ ■

このたびは本増刊をご購読いただき、誠にありがとうございました。編集部では今後も皆さまのお役に立てる増刊の刊行をめざしてまいります。本書に関するご感想・提案などがございましたら、当編集部（E-mail：emergency@medica.co.jp）までお寄せください。

Emer-Log 2024年 秋季増刊（通巻453号）

実践的なマニュアルづくりに活かす×南海トラフ地震にも備える

変わりゆく災害時医療まるごとブック

2024年10月5日発行　第1版第1刷

編　著：阿南英明

発行人：長谷川 翔

編集担当：辻 友佳里・荒川 実・細川深春・江頭崇雄

編集協力：江頭理恵子

表紙・本文デザイン：HON DESIGN

イラスト：pai・渡邊真介

発行所：株式会社メディカ出版　〒532-8588 大阪市淀川区宮原3-4-30 ニッセイ新大阪ビル16F

電話　06-6398-5048（編集）　0120-276-115（お客様センター）

03-5776-1853（広告窓口／総広告代理店 株式会社メディカ・アド）

https://www.medica.co.jp　E-mail emergency@medica.co.jp

組　版：株式会社明昌堂

印刷製本：株式会社シナノ パブリッシング プレス

定価（本体3,200円＋税）　ISBN978-4-8404-8284-4

●無断転載を禁ず。　●乱丁・落丁がありましたら、お取り替えいたします。

Printed and bound in Japan

●本誌に掲載する著作物の複製権・翻訳権・翻案権・上映権・譲渡権・公衆送信権（送信可能化権を含む）は株式会社メディカ出版が保有します。

●[JCOPY] ＜（社）出版者著作権管理機構 委託出版物＞

本書の無断複写は著作権法上での例外を除き禁じられています。複写される場合は、そのつど事前に、（社）出版者著作権管理機構（電話 03-5244-5088、FAX 03-5244-5089、e-mail：info@jcopy.or.jp）の許諾を得てください。